KB234174

몸신의
바른 몸
교정 체조

체형 교정으로 얼굴까지 예뻐진다!

몸신의
바른 몸
교정 체조

박숙희 지음

비타북스

누구나 태어난 본연의 아름다움을
되찾기 바라는 마음을 담아

나는 세 아이를 키우는 평범한 주부였다. 목, 어깨, 골반 등 몸 곳곳에 통증을 느끼면서도 하루하루를 그냥 버티곤 했다. 너무 심해 참기 힘들어져서야 병원을 찾기 시작했다. 어디가 아픈지도 모른 채 병원과 의원을 찾아다니다가 지인의 소개로 체형 교정을 받게 되었다. 내 통증의 원인은 비틀어진 몸이었다. 체형 교정을 받자, 무거웠던 몸이 하늘을 나는 기분이었다. 통증이 사라지면서 '살아갈 수 있겠다'는 생각까지 들었다. 통증뿐 아니라 틀어진 몸이 원래대로 돌아오는 과정에서 얼굴의 비대칭 또한 점차 완화되었다. 체형의 불균형이 몸매와 얼굴을 망치고, 무엇을 해도 나아지지 않는 통증을 일으켰다는 것을 깨닫게 된 순간이었다. 그리고 나와 같이 원인도 모른 채 얼굴 비대칭, 체형 불균형, 통증으로 고통받는 사람들을 돕는 체형 교정 전문가의 길을 걷겠다는 결심을 하게 되었다.

수많은 사람들을 교정해오면서, 몸이 고장 나는 원인에는 여러 가지가 있지만 큰 질병이 아닌 이상 대개 '관절 정렬의 부조화와 근육의 뒤틀림과 경직'에 의해 통증이나 질환이 발생한다는 사실을 발견했다. 특히 목부터 골반까지 이어지는 척추의 정렬과 근육의 위치가 원래의 자리에서 벗어나면 연쇄적으로 몸 전체가 틀어지곤 했다. 그리고 뼈와 근육의 틀어짐은 좌우 높이가 다른 어깨, O자나 X자로 휜 다리, 두툼하게 튀어나온 뱃살 등 몸매 불균형을 일으키고 얼굴에까지 영향을 미쳤다. 울퉁불퉁한 이마, 높이와 크기가 서로 다른 눈, 돌출된 광대뼈, 나잇살이라고 여기는 턱살 등 얼굴에 비대칭의 증상이 두드러지게 나타나기도 했다.

틀어진 몸이 외형상 문제를 일으키면 대개 콤플렉스가 되어버리고는 한다. 콤플렉스로 몸과 마음이 모두 지쳐 교정 센터를 찾아온 사람들에게 간단하면서 효과적인 방법을 알려주고 싶었다. 부위별 문제를 고쳐주는 것뿐 아니라 전신의 불균형을 해소해 바르고 아름다운 몸과 얼굴을 되찾는 '궁극적인 해결법'을 말이다. 일시적인 치료가 아니라 혼자서도 집에서 따라 할 수 있고, 지속 가능한 효과를 발휘할 수 있는 교정 체조를 개발하게 된 동기가 바로 여기에 있다.

교정 체조는 일상에서 한 가지 자세를 반복적으로 취해 굳은 몸을 풀어주는 원리를 기본으로 한다. 예를 들어, 책상 앞에 앉았을 때 자세를 떠올려보자. 목은 좌우로 돌리기도 하고, 앞뒤로 숙이거나 젖히기도 하는데 평소에는 '앞으로 숙이거나 옆으로 기울인 동작'만을 취한다. 마찬가지로 신체 각 부위를 골고루 움직이는 것이 아니라 사용하는 부위만 제한적으로 사용하는 자세 때문에 몸이 한쪽으로 틀어지고 굳는 것이다. 늘 취하고 있는 '나쁜 자세'로 인해 비틀리고 굳은 몸을 교정하면 몸매와 얼굴에 나타나는 문제를 고칠 수 있다.

마치 자연의 법칙과도 같이, 교정 체조는 우리 몸의 '자가 치유 시스템'을 이용한다. 한두 번만 교정으로 몸의 균형을 맞춰주면 틀어진 뼈의 정렬과 굳어진 근육 또한 반듯하게 맞춰져 불균형이 해소된다. 구부정하게 굽어 여기저기 군살이 붙고 한쪽으로 휜 몸을 곧게 펴 몸매를 슬림하게 만들며 탄력을 주고, 좌우 비대칭과 힘없이 처진 얼굴의 문제까지 해결해 균형 잡히고 아름답게 대칭을 이루는 얼굴을 만든다.

모든 제품에는 사용법과 작동법을 알리는 설명서가 들어 있다. 마찬가지로, 우리 몸에 대한 자세한 '설명서'가 있다면 이상이 생긴 곳을 손쉽게 고칠 수 있을 것이다. 이 책은 비틀어지고 굳은 몸을 바로잡는 '내 몸 사용 설명서'다. 한 장 한 장마다 몸을 바르게 변화시키는 비법이 설명되어 있다. 이 책을 통해 모든 사람이 두루뭉술하게 퍼진 몸매를 슬림하고 곧게, 커진 얼굴을 작고 또렷하게 변화시키기는 기쁨을 얻길 바란다.

체형 교정 전문가 박숙희

CONTENTS

PROLOGUE

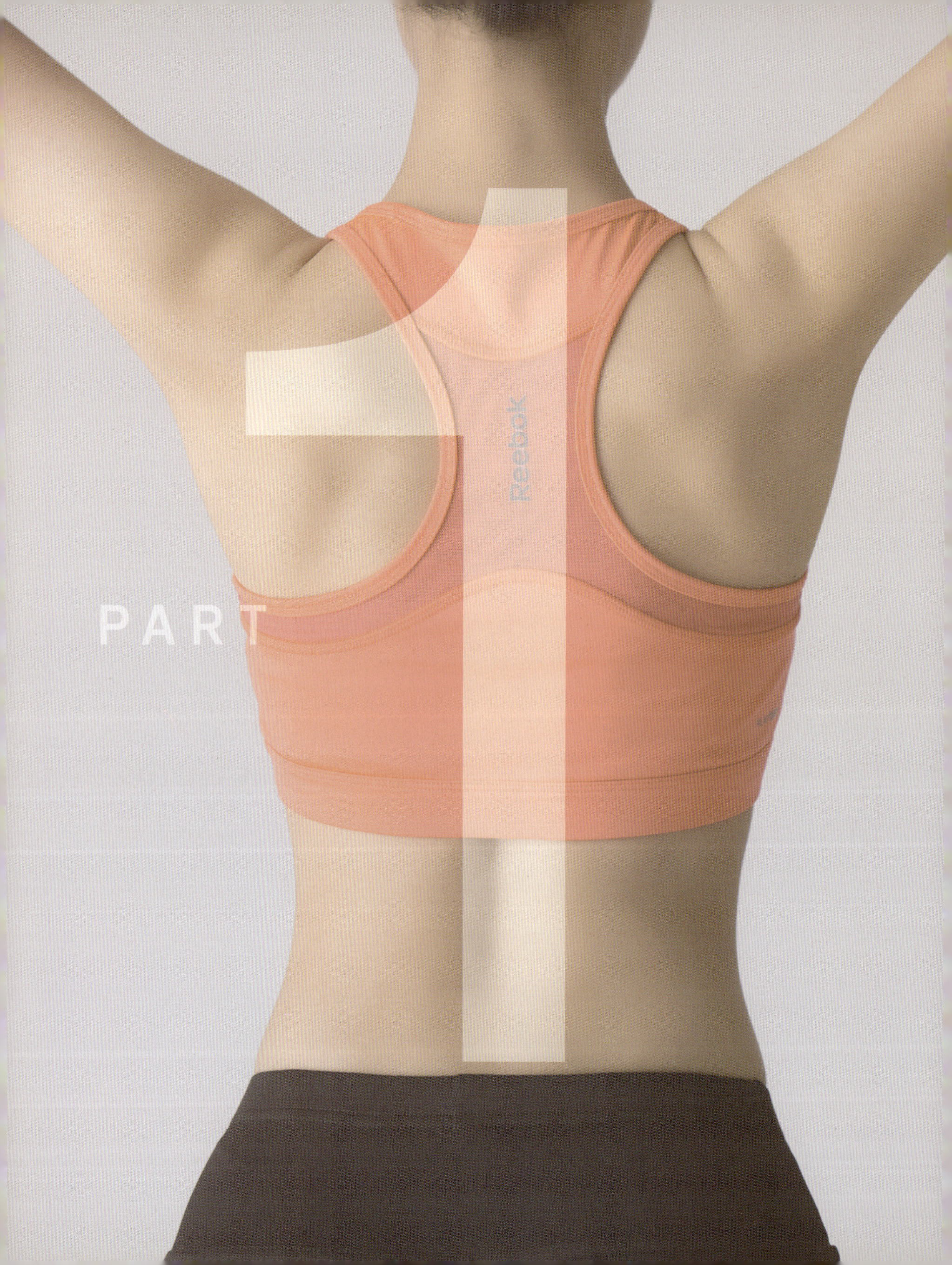

PART
1

체형이 불균형하면 몸 본연의 아름다움이 깨져 외형상 비대칭이 두드러진다. '몸신의 바른 몸 체조'는 틀어진 체형을 교정해 몸매와 얼굴을 바꿔준다. 한 가지 체조를 끝마치는 데 3분이면 충분하다. 몸과 얼굴을 원래의 건강한 상태로 되돌릴 뿐 아니라 숨어 있던 슬림한 라인, 또렷한 이목구비를 만들 수 있을 것이다.

3분 교정 체조

세상에 없던
3분 교정 체조

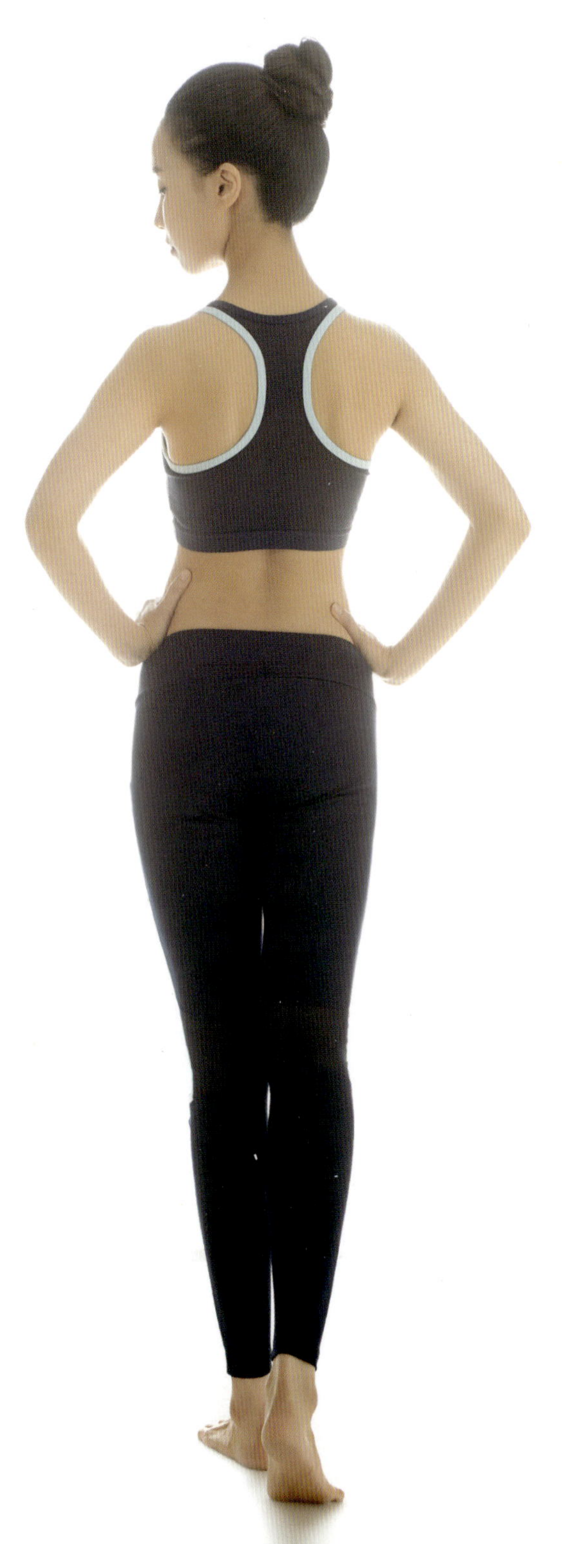

 얼굴과 몸매를 바꾸는 교정 체조란 무엇인가?

말 그대로다. 균형이 깨진 얼굴과 몸매를 교정하는 체조다. 뼈나 근육의 불균형은 건강상의 문제뿐 아니라 외형상 눈에 띄는 문제를 일으키기도 한다. 얼굴과 몸매의 비대칭이나 통증의 원인은 삐뚤어진 체형에 있기 때문에 체형을 바로잡으면 얼굴과 몸매가 아름다워지며 건강을 되찾을 수 있다.

처음 소개할 체조는 '전신 준비 체조'다. 본격적으로 얼굴이나 몸매 교정 체조를 시작하기 전에 전신 준비 체조로 경직되고 틀어진 근육을 고루 풀고 정리해준다. 몸이 굳은 채 갑자기 움직이면 부상을 입을 수 있고 교정 효과를 제대로 얻을 수 없다.

'얼굴 교정 체조'는 얼굴을 부위별로 조금 더 정교하게 대칭으로 다듬는 체조다. 얼굴 변형은 목의 틀어짐과 관련이 깊기 때문에 목과 그 연결 부위인 어깨를 바르게 맞추는 동작이 많다. 얼굴은 몸매와 달리 옷으로 커버할 수도 없고, 머리카락으로 감추는 데에도 한계가 있다. 가장 고민이 되는 부위를 교정하는 체조를 집중적으로 하고, 얼굴의 전체적인 조화를 위해 다른 부위의 체조도 함께 시행하면 균형 잡힌 얼굴을 만들 수 있다.

'몸매 교정 체조'의 효과는 보다 광범위하다. 사람마다 자신의 체형에서 고치고 싶은 부위가 한두 군데씩은 있기 마련이다. 체형이 삐뚤어지면 연쇄적으로 몸매 균형에 문제가 생기고 특정 부위의 불균형, 즉 비대칭이 도드라지면서 몸 전체가 아름답지 않아 보일 수 있다. 몸매 교정 체조는 체형을 바로잡아 몸의 본래 아름다움을 회복시키고 통증 또한 제거한다.

 얼굴을 교정하는데 정작 얼굴은 전혀 만지지 않는 독특한 교정법이다.
얼굴을 만지지 않고 어떻게 얼굴을 교정할 수 있는가?

사람들이 가장 신기해하는 것도 바로 그 점이다. '얼굴을 교정한다'고 하면 대부분 얼굴을 직접 누르고 문지르는 경락 마사지를 떠올린다. 하지만 얼굴에서 나타나는 문제의 근본 원인은 몸에서 찾아야 한다.

나는 체형과 얼굴형의 상관관계를 오랫동안 분석하고 연구해오면서 얼굴의 모습이 곧 척추의 모습이라는 사실을 확인했다. 쉽게 말해, 얼굴에 문제가 있는 사람들은 대부분 목에서 허리까지 척추가 변형되어 있고 골반이 틀어져 있다. 따라서 온몸의 뼈와 관절, 근육을 제자리로 돌려놓으면 얼굴도 본래의 모습으로 되돌아간다.

Q 구체적으로 얼굴은 어떻게 체형과 연관되어 있나?

이해하기 쉽도록 몇 가지만 예를 들어 보겠다.

첫째, 등이 굽으면 얼굴 형태에 문제가 생긴다. 등의 모양이 반듯하지 않으면 얼굴 형태도 변한다. 등이 앞으로 말리듯 둥글게 굽으면 얼굴 좌우 면적이 넓어지고 위아래 길이가 길어진다. 반대로 등이 반듯하고 원래의 굴곡을 되찾으면 넓어졌던 얼굴 면적이 작아지고 살이 빠진 것처럼 날렵해진다.

둘째, 목 상태는 얼굴과 가장 직접적인 연관이 있다. 목에는 광대뼈, 볼, 이마, 턱과 연결된 신경과 근육이 자리하고 있다. 그래서 목의 구조가 틀어지면 얼굴 윤곽이 불분명해지면서 얼굴이 커 보이거나 나이 들어 보인다. 목과 그 주변 부위인 어깨의 구조를 바로잡아야 작고 입체적인 '동안' 얼굴을 가질 수 있다.

셋째, 골반 근육을 강화하면 턱이 날렵해진다. 얼굴살이 탄력 없이 처지면 단순히 '살이 쪄서', '나이가 들어서' 턱살이 늘어졌다고 생각하지만 사실 골반 근육의 영향을 받은 것이다. 골반의 대둔근과 좌골(바닥에 앉았을 때 닿는 뼈) 주변의 근육이 약해지면 얼굴의 가장 아랫부분인 턱에 살이 붙는다. 그래서 골반 근육을 탄력 있게 만들면 얼굴살도 탄력적으로 올라붙으면서 턱에 날렵한 라인이 생긴다.

Q 그렇다면 교정 체조를 통해 성형 수술처럼 내가 원하는 얼굴로 바꿀 수 있나?

교정 체조는 성형 수술이 아니다. 얼굴 형태나 눈, 코, 입을 원하는 모양으로, 인위적으로 만들어주는 것이 아니라 자신의 가장 아름다운 '본래의 얼굴'을 되찾아주는 방법이다. 즉, 무너진 얼굴의 대칭과 조화를 회복시키는 것이다.

달걀형만 예쁜 얼굴형이 아니다. 동그란 얼굴, 긴 얼굴도 균형과 비율만 잘 맞으면 얼마든지 예뻐 보인다. 제각각의 매력이 있기 때문이다. 하지만 대부분 자신의 본래 아름다움을 유지하지 못한다. 한쪽이 튀어나오거나 들어가 선이 울퉁불퉁해지고 좌우 대칭이 맞지 않는 얼굴이 되어버린다. 체형이 틀어지면서 얼굴선이 울퉁불퉁해지고 이목구비의 조화가 깨지는 것이다.

교정 체조를 하면 틀어지기 이전의 균형 잡힌 얼굴로 되돌아갈 수 있다. 눈이 작아진 사람은 눈이 커지고, 이마가 움푹 들어간 사람은 이마가 봉긋해지고, 코가 퍼진 사람은 코가 오똑해진다. '망가지기 이전의 가장 균형 잡힌 얼굴로 돌아가는 것', 이것이 교정 체조로 얻을 수 있는 결과 중 하나다.

Q 교정 체조를 하면 살도 빠지나?

살이 체중의 의미라면 '체중'은 빠지지 않는다. 그러나 교정 체조를 하고 나면 살 빠졌냐는 소리를 많이 듣게 될 것이다. 몸이 한쪽으로 틀어지면 림프와 혈액이 제대로 순환되지 않고, 신진대사율이 떨어져 지방이 쌓인다. 반대로 뼈와 관절, 근육이 제자리로 이동하면 덕지덕지 붙었던 군살이 정리되면서 몸에 없던 라인이 생긴다. 교정 체조를 하면 실제로 옷 사이즈가 줄어들 정도로 슬림한 체형으로 변한다.

Q 교정 시술을 받지 않고 혼자 체조를 해도 효과를 볼 수 있나?

물론이다. 독자들을 위해 교정 체조를 새로 더 개발하긴 했지만, 기본적으로 교정 센터에서 교정을 받는 고객들에게 가르치는 동작들이다. 교정 시술도 하지만 집에서 실시할 수 있도록 '교정 체조 처방전'도 준다. 집에서 교정 체조를 함께 실시해야 교정 효과가 훨씬 크기 때문이다.

교정 센터에서 직접 교정 시술을 받으면 틀어진 몸이 90% 정도까지 회복될 수 있다. 하지만 이 책에 나오는 교정 체조를 혼자서 실시해도 70% 이상 대칭을 이루는 몸으로 회복시키는 일이 가능하다.

매일 3분만 투자하면 얼굴 윤곽이 달라지고 몸의 라인이 달라진다. 3분의 노력으로 아름다운 얼굴과 체형을 얻을 수 있다.

Q 채널A의 <나는 몸신이다>에서 3분 만에 O자형 다리가 교정되고
볼살이 리프팅되는 모습을 보았다. 실제로도 짧은 시간 안에 교정이 가능한가?

현장에 있던 사람들이 모두 확인한 사실이다. O자형으로 휜 다리로 고민하는 이십 대 여성에게 간단한 체조 한 가지를 3분 동안 실시하게 한 후, 현장에서 교정 전·후를 비교했다. 3분 만에 무릎 간격이 현저히 줄어들었다. 얼굴 리프팅도 마찬가지다. 처진 얼굴이 문제였던 오십 대 여성에게 간단한 체조 한 가지를 실시하게 한 후, 교정 전·후를 비교했는데 역시 볼살이 올라붙고 더불어 엉덩이까지 리프팅되었다. 모두 직접 눈앞에서 보고도 믿기 어렵다며 놀라워했다.

실제로 누구든 교정 체조만으로 짧은 시간에 문제 부위를 교정할 수 있다. 하지만 체조를 한 번 하는 것으로 끝나면 안 된다. 우리 몸은 제자리로 돌아가려는 성질이 있다. 습관적으로 '편한 자세'를 취하기 때문이다. 교정된 상태를 유지하려면 지속적으로 몸을 확인하고 체조를 틈틈이 시행하는 등 관리를 해야 한다.

Q 교정된 상태를 오래 유지하려면 어떻게 해야 하나?

평상시 자세와 습관이 매우 중요하다. 다리를 꼬고 앉는 자세, 운전할 때 한쪽으로 기대는 자세, 무거운 가방을 한쪽으로 메고 다니는 자세…. 이렇게 나쁜 자세를 습관화하는 생활 태도가 몸의 균형을 깨뜨린다. 바른 자세가 몸과 얼굴의 형태를 바르게 만든다는 사실을 명심해야 한다. 지금 당장 바꿔야 할 나쁜 생활습관은 없는지 살펴보자.

고민 부위의 교정이 어느 정도 완성되었다면 이후에는 교정된 상태를 유지하기 위해 몸매 교정 체조 중 목&어깨와 허리 체조를 규칙적으로 실시하는 것이 좋다. 목과 허리만 제대로 관리해도 체형이 다시 틀어지는 현상을 상당 부분 막을 수 있다.

Q 사람마다 교정 효과가 다를 것 같다. 어떻게 하면 더 큰 효과를 볼 수 있나?

여자가 남자보다 교정이 더 잘 되는 경향이 있다. 남자들은 골격근이 강해서 변형된 몸의 구조를 되돌리는 데 힘이 들지만 여자는 근육이 부드럽고 탄성이 좋아 조금만 노력하면 쉽게 뼈와 관절이 제자리로 이동한다. 하지만 가장 중요한 것은 본인의 의지와 노력이다.

나이의 많고 적음도 교정 효과에 영향을 미친다. 신체 연령이 어릴수록 근골격계가 유연해 틀어진 몸을 교정하기 쉽다. 반면 신체 연령이 높을수록 뼈와 근육의 굳어진 정도가 심하기 때문에 교정하는 데 많은 시간이 들 수밖에 없다. 그러나 성별이나 연령도 의욕을 이기진 못한다. 거듭 말했듯이, 얼마나 열심히 교정 체조를 하느냐에 따라 결과는 충분히 달라진다.

'한 번에 50회씩, 하루 세 번, 총 150회를 하라'고 교정 체조 처방전을 주면 어떤 사람은 겨우 50회를 해오고 어떤 사람은 300회를 해온다. 어떤 사람이 더 효과가 빨리 그리고 확실히 나타날까? 당연히 후자다.

이 책에서 제시하는 실시 횟수는 효과를 볼 수 있는 최소한의 횟수다. 체력이 되고 시간적 여유가 있다면 얼마든지 더 실시해도 좋다.

Q 예뻐지고 날씬해지는 것 말고 교정 체조의 또 다른 효과는 무엇인가?

척추는 우리 몸의 전부라고 이야기해도 과언이 아니다. 척추의 시작점인 경추(목뼈)에서 흉추(등뼈), 요추(허리뼈), 골반까지 어디 한 군데라도 변형이 일어나면 위로는 목과 어깨, 얼굴에 문제가 생기고 아래로는 허리, 무릎, 발목까지 연쇄적으로 틀어지게 된다. 몸이 불균형하면 당연히 나이가 젊어도 목과 어깨가 아프고 허리와 무릎에 통증이 나타날 수 있다. 갑자기 움직이다 삐끗할 수도 있고 허리디스크나 척추관 협착증이 발생할 가능성도 높아진다.

교정 체조는 단순히 예뻐지는 것을 목표로 하지 않는다. 교정 체조의 최종 목표는 '치료'다. 어긋나고 비틀어진 몸의 구조를 제자리로 돌려놓아 아름다웠던 모습, 균형 잡힌 모습으로 돌아가고, 체형 불균형이 원인인 통증 관련 질환이나 피로감, 두통, 소화 장애 등으로부터 벗어날 수 있다.

Q 평소 무릎이나 허리, 어깨가 아파서 운동을 하지 못하는 사람도
교정 체조를 해도 될까?

통증이 있는 사람일수록 교정 체조가 더욱 필요하다. 통증이 있다는 것은 몸의 구조가 어긋났다는 뜻이다. 몸의 구조를 다시 맞춰주는 것이 교정 체조 아닌가.

일단 발목부터 종아리, 무릎, 허벅지, 고관절, 엉덩이 등 하체 쪽에 통증이 있다면 교정 체조를 하기 전에 PART 3 몸매 교정 체조에 소개된 스타트 체조 2가지(p.68, 72)를 실시한다. 골반 앞뒤 균형을 잡고, 좌우 높이를 같게 맞추면 곧 하체의 통증이 사라진다. 하체의 통증은 대개 골반 틀어짐에서 기인하기 때문이다. 이후 원하는 부위의 교정 체조를 연이어 실시하면 된다.

상체 즉 허리와 목, 어깨에 통증이 있다면 누워서 하는 동작 위주로 실시한다. 척추를 바닥에 대고 움직이는 동작은 목과 어깨에 부담을 주지 않기 때문에 통증 없이 쉽게 몸을 교정할 수 있다.

통증 정도에 따라 체조 실시 횟수를 줄여도 괜찮다. 중요한 것은 자신이 할 수 있는 범위 내에서 무리하지 않는 것이다. 바닥에 등을 대고 누워서 하는 동작은 굳이 횟수를 조절할 필요는 없지만 최소한 제시한 횟수만큼 하는 것이 통증을 줄이는 데 더욱 좋다.

Q 3종류의 체조가 있는데 원하는 부위가 많을 때는 어떤 순서로 해야 하나?

얼굴이든 몸매든 교정 체조를 하기 전에는 반드시 근육을 풀어주는 PART 2의 '전신 준비 체조'부터 실시한다. 전신 준비 체조를 실시한 후, 얼굴이나 몸매에서 교정을 원하는 부위의 체조를 하면 된다.

얼굴 교정 체조의 경우, 원하는 얼굴 부위 체조만 하지 말고 스타트 체조부터 피

니시 체조까지 모두 실시하는 것이 좋다. 문제가 되는 부위를 교정하는 것도 중요하지만 얼굴 전체의 조화와 균형도 중요하기 때문이다. PART 4의 얼굴 교정 체조 전체를 1세트로, 하루에 여러 세트를 실시하는 것이 좋다. 더욱 빠른 교정 효과를 보고 싶다면 PART 3의 몸매 교정 체조를 먼저 실시한 다음 얼굴의 문제 부위를 집중 공략한다.

PART 3의 몸매 교정 체조는 원하는 부위만 골라서 실시하면 된다. 몸매 교정 효과를 높이기 위해 먼저 스타트 체조 2가지(p.68, 72)를 한 다음 원하는 부위 동작을 실시한다. 어떤 동작이든 몸이 불균형한 상태로 무작정 시행하면 교정은커녕 오히려 뼈와 근육에 손상을 입힐 수 있고 불균형이 더 심해질 수 있다. 골반은 우리 몸의 중심이기 때문에 골반부터 균형을 맞춰야 다른 부위의 교정 효과 또한 커진다는 점을 기억하자.

몸 비대칭 자가 진단

가장 중요한 것은 척추의 모양이다. 정면에서 볼 때는 척추가 일자로 곧아야 하고, 측면에서 볼 때는 S자형이어야 한다. 또한 정면에서 좌우 어깨, 허리, 골반, 손끝, 무릎 높이가 같은지, 어깨선이나 허리선이 좌우 대칭인지 확인하고 측면에서는 목과 어깨의 중심이 일직선상에 있는지 확인한다.

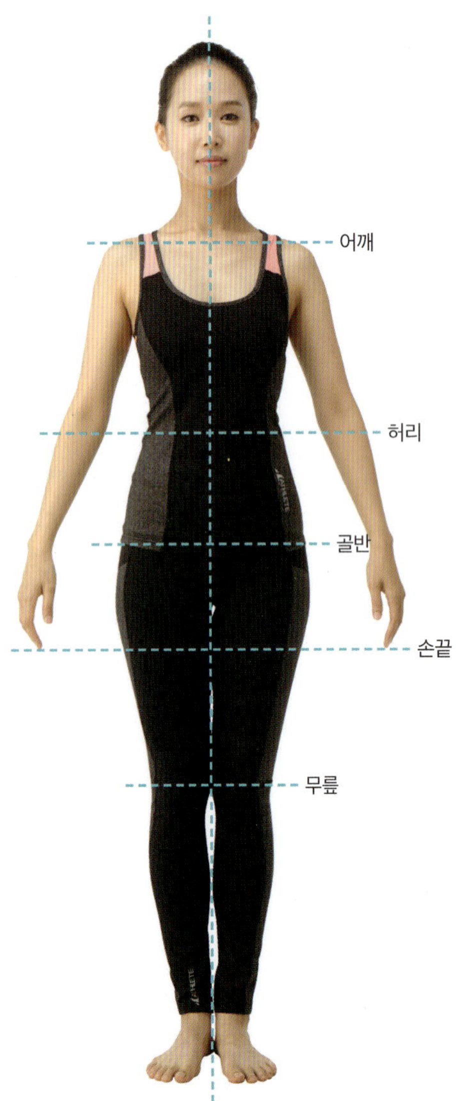

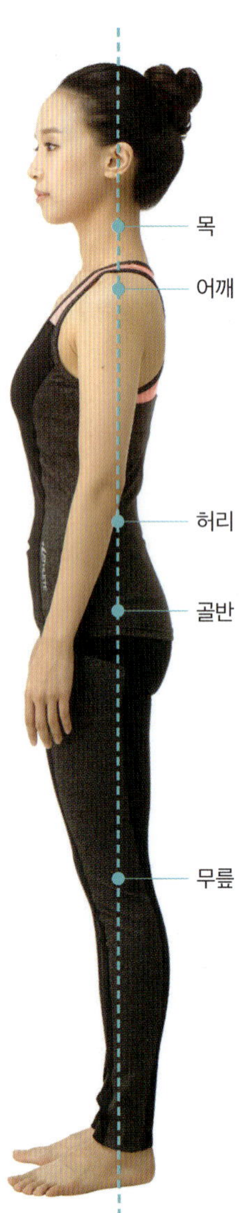

당신의 몸이 삐뚤어졌다는 신호

아래의 항목은 생활 속 잘못된 습관으로 몸이 삐뚤어졌을 때 나타나는 증상이다.
7가지 이상 해당되면 몸의 균형이 맞지 않는 비대칭이다.

- ☐ O자형 혹은 X자형 다리다.
- ☐ 팔자걸음 또는 안짱걸음으로 걷는다.
- ☐ 치마가 한쪽으로 돌아간다.
- ☐ 신발의 한쪽 굽이 유독 많이 닳는다.
- ☐ 옷 치수를 허리가 아닌 골반에 맞춘다.
- ☐ 다리를 꼬고 앉을 때 한쪽만 편하다.
- ☐ 목, 허리, 골반, 무릎 등 관절에 통증이 있다.
- ☐ 다리 굵기가 다르다.
- ☐ 다리 길이가 다르다.
- ☐ 발목을 자주 삐끗한다.
- ☐ 아랫배가 유난히 불룩하다.
- ☐ 어깨와 등이 구부정하다.
- ☐ 뒷목이 뻐근하고 아프다.
- ☐ 한쪽으로만 눕는 것이 편하다.
- ☐ 잠을 자도 개운치 않고 뒤척거린다.
- ☐ 담이 자주 걸린다.
- ☐ 양쪽 엉덩이 크기가 다르다는 소리를 종종 듣는다.
- ☐ 엉덩이와 허벅지에 군살이 많다.
- ☐ 체중을 한쪽으로 실어 앉거나 선 자세가 편하다.

얼굴 비대칭 자가 진단

거울을 보고 눈, 코, 입, 볼의 모양과 넓이, 턱선, 귓볼의 높이 등이 좌우 대칭인지
확인해보자. 얼굴은 몸에 비해 대칭인지 비대칭인지 스스로 판단하기 쉽다.

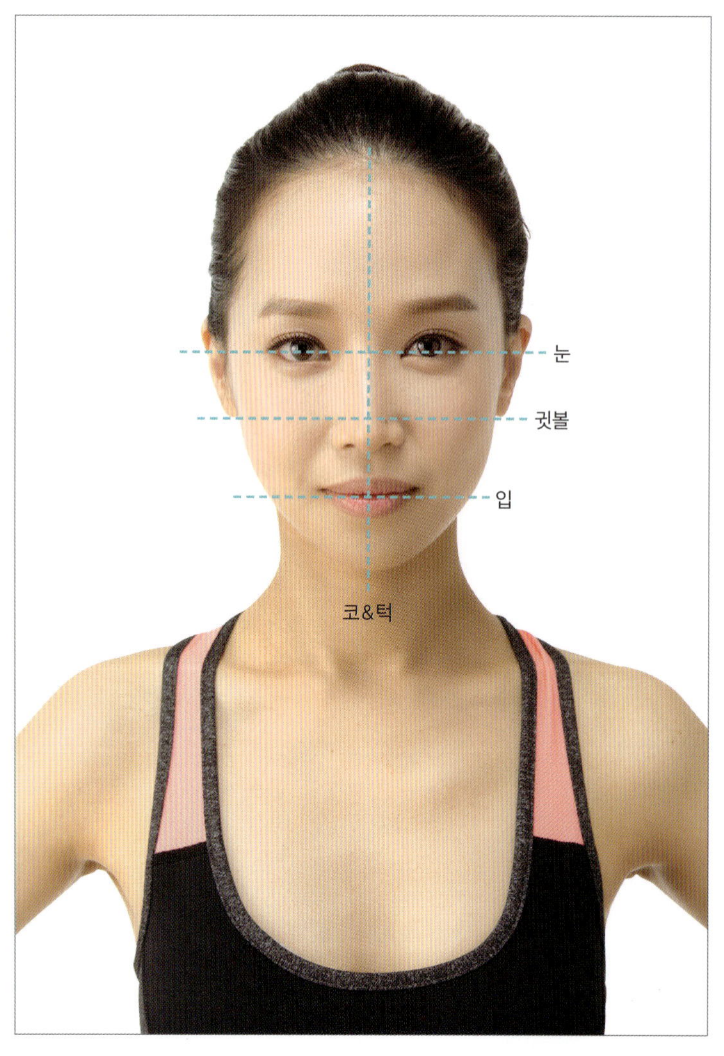

한눈에 보는 얼굴과 몸의 연결 관계

얼굴에 발생하는 비대칭 문제는 사실 척추나 골반 등 몸의 불균형에서 기인한다. 책에서 소개하는 '얼굴 교정 체조'는 얼굴이 아니라 몸을 움직이는 동작들로, 뒤틀린 몸을 바로잡아 얼굴에 나타난 문제를 고친다. 본격적으로 얼굴 교정 체조를 하기 전에 알아두면 좋은 얼굴과 몸의 연결 관계를 정리했다.

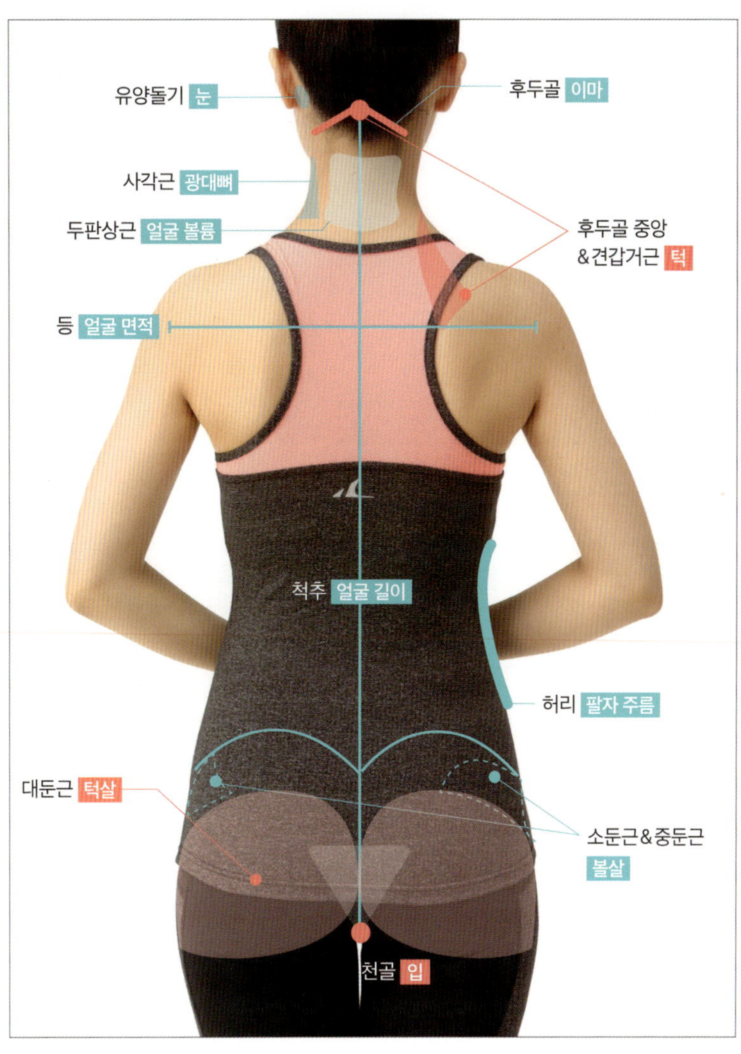

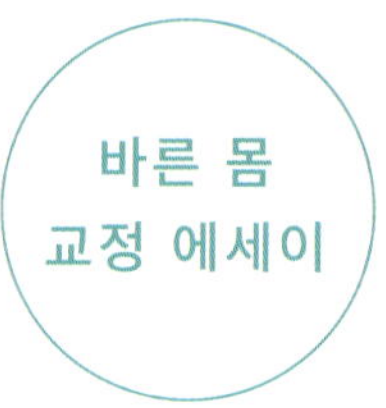

ESSAY 1

얼굴 크기를 좌우하는 척추와 골반

나이 탓일까? 살이 쪘나? 예전에는 얼굴이 작고 갸름했는데 언제부턴가 얼굴이 커졌다고 생각하는 사람들이 꽤 많다. 그래서 얼굴살을 빼겠다고 무작정 다이어트를 시도해, 볼이 푹 꺼지고 피부가 늘어져 보기 흉해지기도 한다. 얼굴살을 체중 문제로만 생각하면 해결하기 쉽지 않다. 얼굴살이 붙는 것은 나이 탓도 체중 탓도 아니다. 얼굴 크기를 좌우하는 것은 척추와 골반이다.

척추 모양은 얼굴 크기와 밀접한 연관이 있어 척추가 변형되면 얼굴이 커진다. 실제로 등이 굽으면 척추기립근의 길이가 길어지면서 얼굴도 길어지고, 결과적으로는 이목구비가 흐려져 나이 들어 보인다.

지금 당장 거울 앞에 서서 목선을 한번 살펴보자. 옆에서 보았을 때 귓구멍과 어깨선이 일직선상에 위치해야 하는데 이때 경추(목뼈)는 C자형이다. 얼굴이 전보다 넓적해졌다면 아마 목뼈가 일자로 변형되었을 것이다. 일자목이 되면 어디까지가 목이고 어디서부터 어깨인지 구분이 안 갈 정도로 목이 두껍고 짧아진다. 목이 일자로 변형되면 얼굴이 넓적하고 커진다. 반대로 얼굴이 작은 사람은 대부분 목선이 뚜렷한 C자형이다.

한편, 유독 볼살이 많아졌다면 골반이 틀어졌을 확률이 높다. 척추를 받치고 있는 골반은 볼, 턱, 입과 연결되어 있다. 하관이 커지거나 이중으로 겹쳐 보이는 턱과 같이 얼굴 아랫부분에 살이 몰려 있다면 골반이 내려가고 벌어진 상태라고 보면 된다.

골반의 구조가 제자리를 벗어나면 얼굴에만 영향을 주는 게 아니라, 엉덩이 모양도 변한다. 앉아만 있으면 엉덩이 근육이 약해져 힘없이 늘어지기 때문에 쉽게 말해 펑퍼짐한 엉덩이가 된다. 반면 엉덩이가 작고 예쁜 '애플힙'을 가진 사람은 얼굴이 작고 특히 턱의 라인이 날렵하게 살아 있다.

그렇다면 척추와 골반을 무너뜨리는 가장 큰 원인은 무엇일까? 바로 앉아 있는 자세다. 앉는 순간, 우리는 본능적으로 가장 편한 자세를 취하게 된다. 힘을 빼고 구부정하게 등을 말거나 몸을 한쪽으로 기대거나 다리를 꼬고 앉는 식이다. 이런 이유로 학생이나 직장인의 척추와 골반 변형이 가장 심각하다. 하루 중 대부분의 시간을 꼼짝 않고 앉아서 보내기 때문이다.

얼굴이 언젠가부터 크고 넓적해졌다면 거울 앞에 서서 체형을 점검해보자. 목과 어깨가 굽고 요추(허리뼈)의 만곡이 사라졌을 것이다. 골반의 좌우 높이가 맞지 않고 골반이 한쪽으로 틀어지거나 젖혀졌을 수도 있다.

얼굴을 작게 만들고 싶다면 다이어트를 하거나 경락 마사지를 받을 게 아니라 척추와 골반부터 제자리로 이동시켜야 한다. PART 2의 전신 준비 체조를 집중적으로 해보자. 우리 몸 전체의 밸런스를 잡아주는 척추와 골반의 구조가 회복되고 전신의 근육이 제자리를 찾아가면서 자연스럽게 얼굴도 작아지고 이목구비가 또렷해지며, 좌우 대칭의 균형 잡힌 얼굴로 변화할 것이다.

정상적인 목	일자목
얼굴이 작은 사람은 C자형 만곡이 살아 있다.	얼굴이 크고 퍼진 사람은 목이 일자로 변형되어 있다.

얼굴 미인은 목 미인

우리는 흔히 움푹 꺼지거나 툭 불거진 부위 없이 전체적으로 얼굴선이 부드럽고 좌우 대칭이 맞는 얼굴을 인상 좋은 얼굴이라고 느낀다. 이런 얼굴은 성형 수술이나 경락 마사지를 통해서도 만들 수 있지만 문제는 '요요 현상'이다. 얼굴 비대칭의 근본 원인인 체형을 바로잡지 않으면 성형 수술이나 경락 마사지로 얼굴을 예쁘게 만들어도 오래 가지 못한다. 시간이 지날수록 다시 예전의 불균형한 얼굴로 돌아가기 때문이다.

미인은 얼굴뿐 아니라 목도 예쁘다. 목은 얼굴과 관련된 신경과 근육이 집중적으로 분포되어 있기 때문에 얼굴에 가장 큰 영향을 미치는 부위다. 그래서 목이 경직되고 변형되면 얼굴과 연결된 신경과 근육에도 악영향이 미쳐, 이목구비가 틀어지고 얼굴의 윤곽선이 울퉁불퉁해진다. 미인에게 곧게 뻗은 아름다운 목 라인이 필수인 까닭이다.

미인이 되고 싶다면 평소 책을 읽거나 신문을 볼 때, 혹은 컴퓨터나 스마트폰을 들여다볼 때 자신이 어떤 모습을 하고 있는지 살펴보아야 한다. 대부분 거북이처럼 목을 앞으로 쭉 빼고 있을 것이다. 이렇게 목이 앞으로 나와 있으면 튀어나간 목뼈를 지탱하기 위해 목과 어깨가 긴장하게 되고, 목이 뻣뻣해지면서 결국 목뼈의 정렬이 C자형에서 일자로 변형된 채 굳어버린다.

자세만큼이나 스트레스도 목을 경직되게 만드는 원인 중 하나다. 스트레스를 받아서 긴장을 하면 뒷목이 뻣뻣하게 굳는다. 앞서 말했듯이, 근육이 경직되면 목뼈가 틀어지고 목뼈가 틀어지면 얼굴도 틀어진다. 스트레스는 만병의 근원일 뿐 아니라 얼굴 비대칭의 원인이기도 한 셈이다. 미인이 되고 싶다면 스트레스를 풀 수 있는 자신만의 방법이 있어야 한다. 휴식을 취하든 운동을 하든 온몸의 근육을 이완시키고 편안한 시간을 가지는 것이 중요하다.

PART 4의 얼굴 교정 체조는 대부분 목과 어깨의 근육을 이완시켜 목뼈를 원래대로 정렬시키고, 틀어진 주변 근육을 제자리로 되돌려놓는 동작들로 구성되어 있다. 틈틈히 시행해 나쁜 자세와 스트레스로 긴장한 목을 풀어보자.

　태어날 때부터 얼굴이 비대칭인 사람은 없다. 목의 경직을 풀고 목뼈의 정렬을 바로잡으면 여러분도 아름다운 얼굴을 가질 수 있다. 미인이 되기란 이처럼 쉽고 간단하다.

얼굴에 나타나는 문제의 진짜 원인

1. 이마
머리와 목의 경계선, 즉 뒷목이 접히는 부위가 변형되면 이마가 울퉁불퉁해진다.

2. 눈썹
어깨 높이가 다르면 양쪽 눈썹의 높이 또한 다르다.

3. 눈
목뼈 양쪽 근육이 평행하지 않고 틀어지면 눈이 처지고 작아진다.

4. 관자놀이
목이 기울어지면 관자놀이가 푹 꺼진다.

5. 광대뼈
목뼈의 C자형 만곡이 펴져 일자목이 되면 광대뼈가 돌출되고 커진다.

6. 볼
골반 균형이 맞지 않으면 볼이 움푹 꺼지거나 살이 붙어 늘어진다.

7. 코
척추가 휘면 콧대가 휜다.

8. 입
골반 아래 끝 부분의 천골(삼각형 뼈)이 틀어지면 입 모양도 틀어진다.

나는 왜 O다리가 되었을까?

다이어트를 해서 살을 빼고 운동을 해서 복근을 만들 수는 있지만 휜 다리를 펼 수는 없다. 정말 쭉 뻗은 일자 다리는 그저 꿈에 불과할까?

O자형 다리는 유전적인 이유로 발생하고 대개 다리, 즉 정강이뼈가 휘어서 나타나는 증세라고 생각하지만 대부분 평소의 잘못된 자세가 원인이 된다. 그렇기 때문에 교정도 가능하다.

그렇다면 다리를 점점 벌어지게 만드는 잘못된 생활습관이 무엇인지 궁금할 것이다. 혹시 의자에 앉기보다는 바닥에 양반다리로 앉는 걸 더 좋아하지 않는가? 의자에 앉더라도 다리를 꼬거나 한쪽 다리를 의자 위에 올려놓지는 않는가? 평소 하이힐을 자주 신지는 않는가? 이러한 습관들이 다리를 휘게 만드는 원인이다.

어렸을 때는 심하지 않았는데 나이를 먹으면서 다리가 점점 벌어졌다면 골반의 구조가 변했을 가능성이 크다. 골반은 척추와 다리의 모든 관절을 관장하는 매우 중요한 부위다. 골반이 처지거나 기울어지면 골반의 중심 근육 또한 약해지면서 골반의 축, 즉 고관절이 무너진다. 힘없이 바깥으로 벌어진 고관절을 따라 무릎이 몸 바깥쪽으로 회전되면서 O자형 다리로 변하는 것이다.

한편 골반은 척추에도 영향을 받기 때문에 척추가 틀어져도 골반이 변형된다. 따라서 O자형 다리를 교정하기 위해서는 골반과 척추의 구조를 바로잡아야 한다. O자형 다리는 발바닥 구조의 변형으로도 발생할 수 있다. 발바닥의 아치가 정상보다 높은 까치발이거나 아치가 무너진 평발의 경우, 무릎 사이의 간격이 점점 벌어져 다리가 O자형으로 변하게 된다. 까치발이나 평발은 특수 깔창과 같은 보조 기구가 필요하기 때문에 교정 체조만으로 문제를 해결하는 데 한계가 있다.

하지만 앞서 설명했듯이, 골반 변형이 원인인 O자형 다리라면 얼마든지 교정 체조로 다리 모양을 바꿀 수 있다. 그리고 일반적으로 골반 변형으로 인한 O자형 다리가 더 흔하므로 우선 교정 체조를 시도해보길 추천한다.

나는 채널A 프로그램인 〈나는 몸신이다〉에 출연해 'O다리 교정법'에 대해 설명한 바가 있다. 당시 3분 동안 교정 체조를 실시한 출연자의 다리가 즉각적으로 교정되는 모습이 방송되었다. 여러분도 이 책에서 소개하는 O자형 다리 교정 체조(p.122)를 실시하면 마찬가지의 결과를 얻을 수 있다.

단, PART 3의 스타트 체조 2가지를 먼저 실시해야 한다. 골반의 구조를 맞춰놓은 다음에 O자형 다리 교정 체조를 해야 훨씬 교정 효과가 크다. 골반 교정 체조와 O자형 다리 교정 체조를 함께 실시하면 다리 간격이 하루에 1~3cm 정도 줄어드는 것을 눈으로 직접 확인하게 될 것이다.

가장 중요한 것은 '꾸준함'이다. O자형 다리 교정 체조는 근육을 단련시키는 체조다. 근육은 원래 자리로 되돌아가려는 성질이 있기 때문에 계속해서 단련하지 않으면 서서히 O자형 다리로 되돌아간다. 하지만 한 가지 분명한 사실이 있다. 쭉 뻗은 일자 다리를 원한다면 여러분은 분명 그렇게 될 수 있다는 것이다.

24세 노안녀, 동안 얼굴을 되찾다

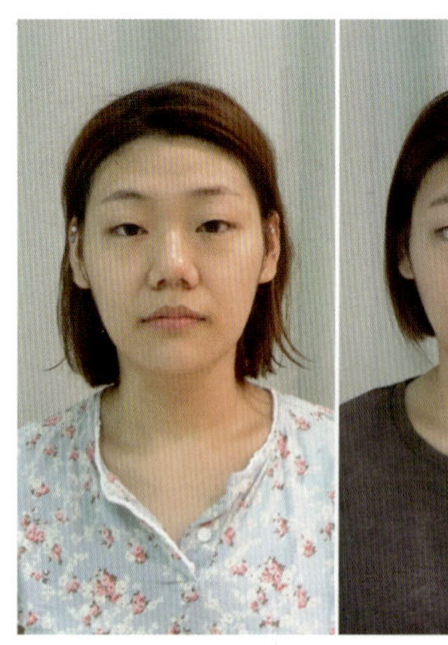

(이진아 씨, 24세)

"눈이 점점 작아지고 있어요. 눈초리를 누가 옆에서 잡아당기는 것도 아닌데 눈이 점
점 옆으로 길어지면서 눈꺼풀이 내려앉아요. 예전에는 쌍꺼풀이 없어도 시원시원해
보이는 예쁜 눈매라는 소리를 들었는데, 왜 이렇게 점점 눈이 작아질까요?"

눈이 가장 신경 쓰인다고 찾아왔는데 처진 눈 이외에도 문제가 있어 보이는 부위가 수두 룩했다. 이십 대 중반인데 벌써 입가엔 팔자 주름이 생겼고, 입술도 탄력 없이 옆으로 퍼 져 나이 들어 보였다. 아마 사람들은 이진아 씨의 얼굴이 원래부터 그렇게 생겼을 것이라 고 생각했겠지만 내 눈에는 달랐다. 여기저기 변형이 많이 일어난 얼굴이었다.

얼굴이 무너지고 달라지는 이유는 간단하다. 목 뒤쪽이 경직되었기 때문이다. 이진아 씨 역시 목이 심하게 경직된 상태였다. 이미 목이 두껍고 짧아졌으며 어깨가 위로 솟아 있었다. 이진아 씨가 메고 온 가방은 돌덩이를 가득 넣은 것처럼 무거웠다. 학생이다 보 니 가방에 책이 한가득 담겨 있었다.

무거운 가방을 한쪽으로 메고 다니면 척추가 휘고, 무게중심을 잡기 위해 반대쪽 어깨 가 잔뜩 긴장하여 위로 솟는다. 고개도 한쪽으로 돌아가고 뒷목이 뻣뻣하게 굳는다. 척추 가 휘면 척추 끄트머리에 연결된 골반이 틀어지고, 자연스럽게 엉덩이까지 처지고 퍼져 납작하게 변한다. 이처럼 어느 한곳에 이상이 생기면 우리 몸은 연속적으로 변형된다.

이진아 씨의 변형된 얼굴을 제자리로 돌려놓기 위해 척추와 골반, 어깨와 목을 전체적 으로 교정해나갔다. 틈틈이 집에서 혼자 시행할 수 있는 몇 가지 교정 체조도 알려주었 다. 어깨와 목이 제자리를 찾고 나니 눈매가 또렷해지고 커졌다. 요추라고 부르는 허리뼈 의 C자 만곡이 사라져 일자였던 허리를 교정했더니 팔자 주름이 완화되고 허리 통증도 사라졌다. 골반의 근육과 구조를 맞추고 나니 입술 라인도 예쁘게 변했다.

몸의 중심이 되는 척추와 골반, 어깨와 목이 반듯하게 교정되어 얼굴이 작아지고, 리프 팅 시술을 받은 것처럼 탄력이 생겼으며 몸매도 날씬해지고 탄탄해졌다. 엉덩이와 허벅 지가 구분이 안 될 정도로 퍼져 있던 살들이 정리되면서 라인도 생겼다. 요추의 C자 만곡 이 살아나면서 허리 라인도 잘록해졌다.

교정이 모두 끝나고 다시 이진아 씨가 찾아왔다. 처진 눈 때문에 나이 들어 보여서 보톡스를 맞을까 성형 수술을 할까 고민했었는데 체형 교정을 선택하길 정말 잘했다고 고마워했다. 주변 사람들이 다섯 살은 어려 보인다고 비결이 무엇이냐며 놀라워한다는 말을 전해주었다. 나이보다 늙어 보이는 얼굴이 고민이었는데 깜짝 놀랄 만큼 동안이 되었다며, 요즘도 틈나는 대로 교정 체조를 열심히 따라 하고 있다는 이야기도 전했다. 이진아 씨에게 교정을 받고 교정 체조를 따라 해도, 근본적으로 잘못된 자세를 고치지 않으면 교정 효과를 유지할 수 없다는 점을 다시 한 번 상기시켜주었다. 이진아 씨의 가방을 살펴보니, 다행히 내 말을 잘 지키고 있었다. '가방은 최대한 가볍게, 어쩔 수 없다면 양쪽 어깨에 번갈아가며 든다'는 사소한 습관이 몸을 살린다는 사실을 기억하자.

성형 수술로도 바꿀 수 없는 '인상' 수술!

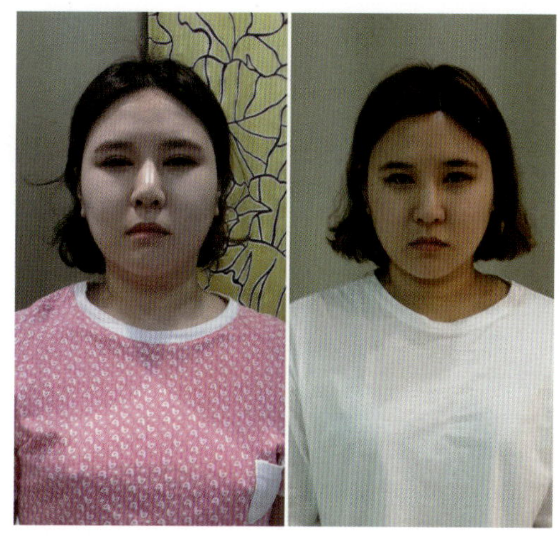

(박미라 씨, 34세)

"나이 들어 보이고 인상이 강해 보이는 게 고민이에요. 살이 쪄서 인상이 변했나 봐요. 살을 빼려고 다이어트도 수없이 시도했지만 잘 안 되더라고요. 먹는 게 조절이 안 돼서 그런지 얼굴에서도 부기가 빠지질 않아요."

첫인상이 너무나 강했다. 성형 수술한 눈과 코가 불편해 보일 정도로 눈에 확 띄었고, 얼굴은 지방 이식 시술이라도 받은 듯 여기저기 부풀어 있었다. 성형 수술을 받았을 때는 만족스러웠다고 한다. 시간이 지나면서 점점 불편한 인상으로 변했지만 본인은 단지 '살이 쪄서 인상이 나빠진 것'으로 오해하고 있었다.

박미라 씨는 성형 수술을 받기 전에 체형 교정부터 받았어야 했다. 목부터 골반까지 뼈와 근육이 제멋대로 틀어져 있었고 그로 인해 얼굴이 상당히 변형된 상태였는데, 그 변형된 얼굴을 바로잡겠다고 성형을 했으니 말이다. 성형을 하면 처음에는 전보다 예뻐졌다고 느끼겠지만 곧 하나둘 문제가 다시 생겨난다. 애초에 얼굴을 변형시킨 원인이 해결되지 않았기 때문이다. 바로 삐뚤어진 체형 말이다.

박미라 씨는 경추(목뼈)부터 골반까지 모두 틀어진 상태였다. 특히 목과 어깨가 심각했다. 목과 어깨가 붙어 있는 것처럼 목은 딱딱하게 굳어서 짧아지고, 어깨는 두둑하게 솟아 있었다. 당연히 척추와 골반도 반듯할 리 없다. 등은 구부정하게 굽어 있었고 골반은 좌우, 앞뒤가 불균형하게 틀어져 있었다.

평소 자세가 가장 큰 문제였다. 직장인이다 보니 책상에 구부정하게 앉아 있는 시간이 많았고 쉴 때도 소파에 비스듬하게 눕는다고 했다. 구부정하게 앉은 자세, 비스듬하게 기대고 있는 자세 등 체형이 잘못된 사람들의 대표적인 자세를 일상생활에서 하나도 빠짐없이 취하고 있었다. 그리고 기본적으로 움직이는 일이 거의 없고 운동을 따로 하는 편이 아니어서 활동량도 현저히 부족했다. 움직이지 않으니 삐뚤어진 자세 그대로 근육이 경직되어 체형 불균형이 점점 더 악화된 것이다.

박미라 씨는 체형 교정을 받으며 변해가는 자신의 얼굴과 몸에 신기해했다. 목과 어깨를 풀어주었더니 눈매가 또렷하고 선하게 바뀌었고, 척추를 반듯하게 잡아주었더니 빵빵했던 얼굴의 살이 보기 좋게 정리되었다. 골반의 위치를 바로잡았더니 처져 있던 입꼬리가 반듯해지고 입술도 도톰해졌다. 특히 교정과 더불어 골반 균형을 잡는 체조를 집중적으로 시행하도록 했는데 얼굴의 부기가 가라앉았을 뿐 아니라 몸 전체의 부기가 빠지는 효과도 보았다. 박미라 씨는 그동안 작아서 맞지 않았던 바지를 입을 수 있게 되었다며 좋아했다. 입으면 움직이기 불편하던 재킷도 편안하게 잘 맞는다는 말을 해왔다.

"신기해요. 얼굴에는 손을 하나도 대지 않았는데 얼굴이 완전히 달라졌어요. 가족들도, 친구들도 정말 예뻐졌대요. 이 모든 게 두 달 만에 생긴 변화라는 게 더 신기해요. 성형 수술을 받았을 때보다 반응이 훨씬 좋아요. 삐뚤어진 체형이 문제였다는 걸 알았다면 성형 수술 전에 교정을 먼저 받았을 텐데 아쉽네요."

두 달 만에 다리가 일자로 변하다

(김나영 씨, 28세)

한눈에 보기에는 몸매가 늘씬하고 얼굴도 예뻤다. 그런데 벌어진 다리가 눈에 들어왔다. 양쪽 무릎 사이가 7cm나 벌어진 전형적인 'O자형 다리'였다. 멀리서도 눈에 띄는 예쁜 얼굴만큼이나 멀리서도 눈에 띄는 다리였다. O자형 다리는 어떻게 할 수 없다고 생각해서 포기하고 살았는데 교정이 가능하다는 이야기를 듣고 찾아왔다고 했다.

"선생님이 하라는 대로 다 할 테니까 제발 O자형 다리만 고쳐주세요. 서른이 되기 전에 짧은 가죽 스커트를 입어보고 싶어요."

눈빛이 정말 간절했다. 이 정도 의지면 충분하다고 생각했다. O자형 다리는 내가 직접 해주는 교정도 교정이지만, 본인이 얼마나 집에서 열심히 교정 체조를 따라 하느냐에 따라 결과가 달라진다. 매일 150회씩 체조할 것을 권했는데, 김나영 씨는 그 두 배인 300회를 해왔다. O자형 다리 교정 체조뿐 아니라 체력이 되면 더 해도 좋다고 알려준 척추 교정, 엉덩이 교정, 걸음걸이 교정 등 뒤틀린 하체를 바로잡는 7개 체조를 매일 300회씩 실시한 것이다. 이런 열정으로 김나영 씨는 두 달 만에 무릎이 딱 붙는 기쁨을 맛보았다. 7cm의 간격이 0cm로 변했으니 정말 놀라운 변화였다.

어느 날 메신저로 사진 한 장이 날아왔다. 쭉 뻗은 일자 다리에 까만색 가죽 스커트가 멋지게 어울리는, 아름다운 여성의 뒷모습이었다.

엉뚱녀, 엉짱녀가 되다!

(정소연 씨, 25세)

뒷모습만 보았을 때는 오십 대인 줄 알았다. '엉덩이가 펑퍼짐하다는 것은 이런 것이다'를 보여주는 전형적인 아줌마 뒤태의 정소연 씨는 겨우 스물다섯 살의 아가씨였다. 단순히 하체가 펑퍼짐한 것뿐 아니라 상·하체 비율이 전혀 맞지 않았다. 상체는 55 사이즈인데, 하체는 77 사이즈가 겨우 들어간다고 했다.

직장인이어서 대부분의 시간을 책상 앞에 앉아 있다 보니 목과 어깨는 뻣뻣하게 굳고 척추도 휘었다. 하체 근육이 약해져서 늘어지고 처진 살 때문에 어디까지가 엉덩이고 어디서부터 허벅지인지 알 수 없었다.

어긋난 척추와 골반을 교정하면서 엉덩이 근육을 리프팅시키는 체조를 병행시켰다. 엉덩이를 리프팅하는 체조를 할수록 근육에 탄력이 붙으면서 복숭아형으로 엉덩이가 변해갔다. 주변 사람들이 자꾸 지방 이식 수술을 받은 것 아니냐고 물었지만, 정소연 씨는 그런 소리를 들어도 행복하다고 했다.

허리, 허벅지, 종아리, 발목 등 하체가 슬림해지면서 탄탄해졌지만 집중적으로 엉덩이 교정 체조를 실시한 만큼 가장 드라마틱한 변화가 나타난 곳은 엉덩이였다. 20년간 교정을 해온 나도 깜짝 놀랐다. 거짓말을 조금 보태, 엉덩이가 반쪽이 되었으니 말이다. 게다가 엉덩이가 사과처럼 탱글탱글한 모양으로 보기 좋게 올라붙어 정소연 연 씨는 시선을 사로잡는 뒤태를 자랑하게 되었다.

굽은 등을 펴니 얼굴이 작아졌다

(김영은 씨, 30세)

"남들은 나이가 들면 점점 얼굴살이 빠져 홀쭉해진다는데 저는 왜 얼굴에만 살이 붙는 걸까요?" 김영은 씨는 처음 교정 센터에 찾아와 얼굴에 살이 쪄서 이목구비가 흐릿해지고 볼살도 늘어졌다고 푸념했다. 턱에도 살이 붙어 얼굴이 더욱 커 보인다고 말이다. 나는 김영은 씨에게 뒤를 돌아보라고 했다. 등이 구부정하고 어깨는 몸 안쪽으로 말려 있었다. 얼굴만큼이나 펑퍼짐한 모양이었다. 등판을 보면 얼굴을 알 수 있는데 김영은 씨의 경우에는 커진 얼굴보다 굽은 등의 문제가 더욱 심각했다. 얼굴이 살찐 것처럼 퍼진 사람들은 등도 넓게 퍼져 있기 마련이다. 김영은 씨는 등이 앞으로 굽고 어깨가 말려 있었다. 목은 심하게 경직되어 있고 어디에 앉든 팔을 다리나 책상에 올려놓는다고 했다. 그런 자세로 생활하면 등과 어깨가 더욱 움츠러든다.

가장 시급했던 굽은 등을 반듯하게 펴고 척추의 정렬을 바로잡았다. 그랬더니 살에 묻혀 있던 얼굴의 윤곽이 살아났다. 턱에 라인이 생겨났으며, 이목구비가 반듯해지고 또렷해졌다. 목과 어깨의 구조가 바로잡히면서 목과 어깨 라인도 날렵해졌다. 굽은 등이 펴지면서 늘어진 뱃살도 정리가 되었다. 앞으로 쏠려 있던 장기가 제자리로 돌아가고 복근이 팽팽하게 당겨지면서 탄력이 생겼기 때문이다.

언젠가부터 턱선이 무너지고 얼굴이 펑퍼짐해졌다면 등판을 살펴보자. 등판의 모양이 지금 여러분의 얼굴을 보여줄 것이다.

심각한 얼굴 비대칭을 해결하다!

(장주현 씨, 32세)

장주현 씨의 얼굴을 본 순간 믿을 수가 없었다. 수많은 사람들을 교정해왔지만 이렇게 심각한 케이스는 처음이었다. 양쪽 눈의 높이가 달라 눈이 각각 1층과 2층에 있는 듯 서로 다른 높이에 있었다. 얼굴뿐 아니라, 목과 어깨의 모습도 일상생활이 곤란할 정도로 보였다. 담이 들린 것처럼 목이 한쪽으로 기울어졌는데, 혼자서는 목을 똑바로 가누지 못했다.

"죄송하지만 교정이 가능하다고 확답을 못 드리겠네요. 상태가 너무 심각해서 과연 뼈와 근육을 움직일 수 있을지 모르겠습니다"라는 이야기를 먼저 건네고 장주현 씨의 몸을 살펴보았다. 다행히 근육의 상태는 건강해서 교정 가능성이 있었다. 그렇게 장주현 씨는 일주일에 2~3번씩 교정을 받기 위해 부산에서 서울로 올라왔다. 장주현 씨는 그만큼 간절했다.

교정을 해나가는 과정은 결코 쉽지 않았다. 척추, 특히 경추(목뼈) 주변 근육을 쉬지 않고 20분은 풀어주어야 간신히 스스로 목을 좌우로 움직일 정도로 목 상태가 심각했다. 다른 고객들의 경추 교정에 쏟는 시간과 노력의 3배쯤은 들여야 희미하게 차도가 보였던 것이다. 그렇게 열네 번 서울을 왕복하자 좌우 눈높이가 같아지고, 목과 어깨의 움직임이 부드러워졌다. 비대칭이었던 광대 또한 자연스럽게 자리를 잡았다. 얼굴 전체의 윤곽이 또렷해지는 효과까지 얻었다.

장주현 씨는 지금도 가끔 교정 센터에 방문하여 체형이 다시 틀어지지 않았는지 확인하고 한번씩 교정 치료도 받으며 바른 체형을 잘 유지하고 있다.

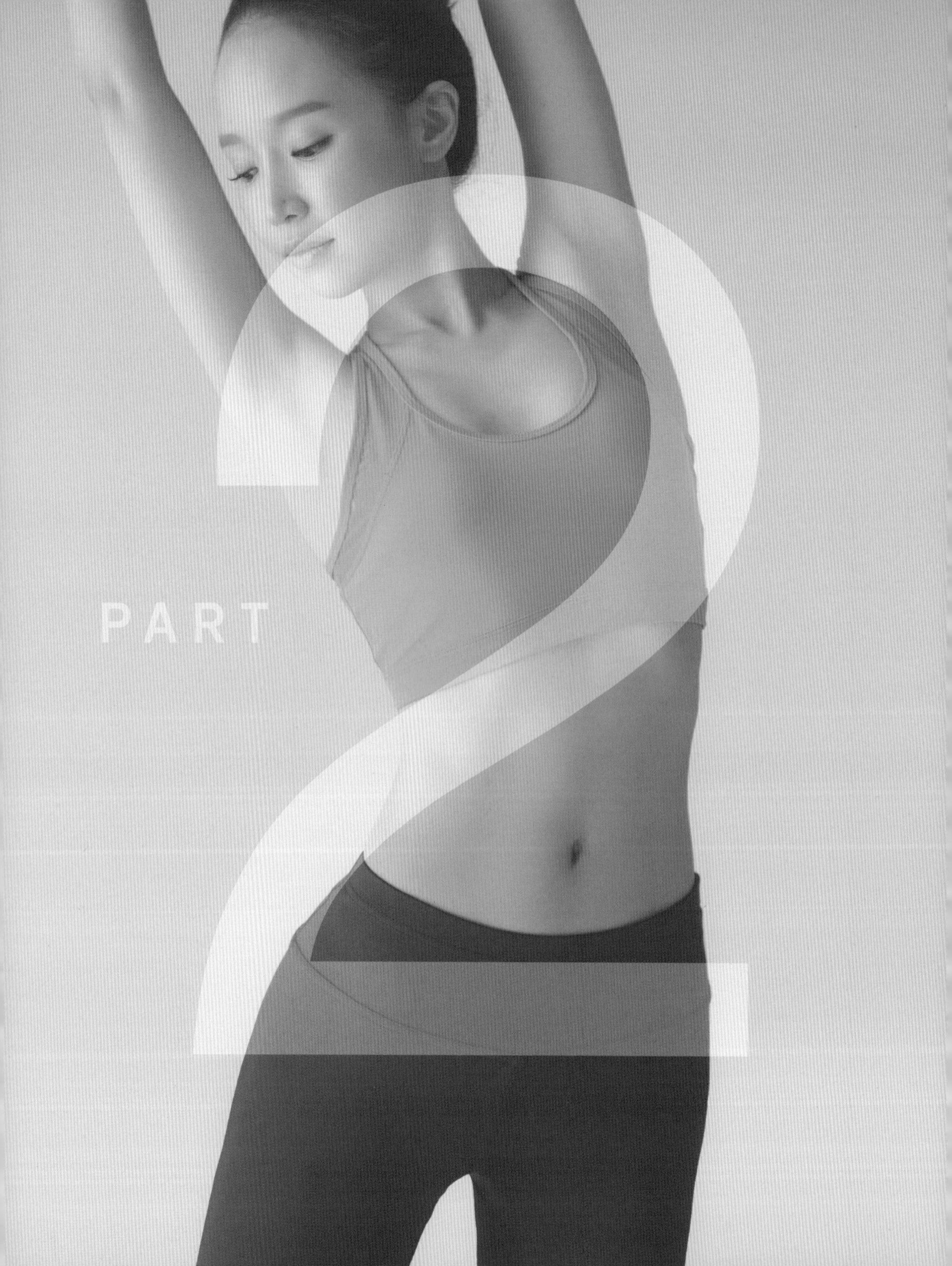
PART
2

몸이 굳어 있는 채로 교정 체조를 하면 체형 불균형이 악화되거나 통증
이 발생할 수 있다. 따라서 뒤틀리고 굳어 있던 근육과 뼈를 교정하기
위해서는 몸을 순환시키고 정리해 전신의 균형을 맞추는 준비 체조를
반드시 시행해야 한다. PART 2에서는 얼굴이나 몸매 교정을 하기 전,
척추와 골반과 같은 몸 중심부를 움직여 몸 전체의 균형을 맞추고 교정
효과를 더욱 높이는 전신 준비 체조를 소개한다.

전신 준비 체조

전신의 균형을 되찾아주는 근육 스트레칭

전신 근육을 풀어주는 운동이다

몸이 풀리지 않은 상태에서 바로 얼굴 교정 체조나 몸매 교정 체조로 들어가면 굳어 있는 몸에 무리가 갈 수 있으므로 전신의 근육을 고루 풀고 정리하는 워밍업 운동을 해야 한다. 전신 준비 체조는 목, 어깨, 등, 허리, 골반 등 전신을 충분히 이완시킬 수 있는 간단한 7가지 운동으로 구성되었다.

전신의 관절과 근육을 제자리로 되돌린다

얼굴과 몸이 한쪽으로 기울어지고 틀어지는 이유는 반복적으로 특정 근육만 사용했기 때문이다. 뼈와 관절을 붙잡고 있는 근육이 틀어지면 결국 뼈와 관절도 제자리에서 벗어날 수밖에 없다. 전신 준비 체조는 평소 사용하지 않아 굳어 있는 근육을 집중적으로 풀어주어 뼈와 근육을 원래의 자리로 돌려보내는 역할을 한다.

교정 체조 전에 실시하면 교정 효과가 높아진다

전체적으로 몸의 근육을 풀어준 다음 문제가 있는 부위를 교정해야 교정 효과가 훨씬 높게 나타난다. 비대칭으로 굳은 근육을 풀어야 교정 체조를 할 때 한쪽으로 힘이 실리거나 비틀리지 않고 동작을 제대로 시행할 수 있기 때문이다. 정확한 동작으로 얼굴 교정 체조와 몸매 교정 체조를 할수록 운동 부위에 정확한 자극을 전달해 교정 효과가 좋아진다.

얼굴이나 몸매에서 교정하고 싶은 특정 부위가 있더라도 교정 체조로 바로 들어가지 말고 반드시 전신 준비 체조로 몸을 풀어준 후 실시한다.

척추를 바르게 펴준다

머리부터 골반까지 이어지는 척추가 바르게 서야 몸이 반듯해진다. 하지만 앉거나 서서 운동할 때 척추를 바르게 펴는 일은 쉽지 않다. 대부분 척추가 삐뚤게 굳은 상태기 때문이다. 그러나 척추를 펴는 동작을 누워서 하면 앉거나 서서 하기 힘든 자세도 쉽게 취할 수 있다. 누워서 하는 동작으로 척추를 바르게 펴고 전신의 좌우대칭을 맞출 수 있을 것이다.

기상 후, 취침 전 스트레칭으로 활용해도 좋다

전신 준비 체조는 교정 체조 전에 실시하는 워밍업 체조이지만 평소 꾸준히 취침 전, 기상 후 스트레칭으로 활용하면 좋다. 대부분 누워서 실시하는 동작이라 취침 전에 실시하면 하루의 피로와 긴장을 풀 수 있다. 기상 후 그대로 잠자리에 누워서 실시하면 전신의 순환이 촉진되면서 생기 있게 하루를 시작하는 데 도움이 된다.

전신 준비 체조 실시 방법	1. 교정 체조 전에 워밍업으로 5분간 실시한다. 2. 딱딱한 바닥에서 실시한다. 3. 동작을 바르게 따라 하되 안될 경우 가능한 선까지 실시한다. 4. 약간 아프다고 느낄 정도로 실시하면 적당하다. 5. 동작 중 호흡은 편하게 한다. 6. 원하는 만큼 얼굴과 몸매 교정이 되었다면 전신 준비 체조를 건너뛰고 바로 얼굴 교정 체조나 몸매 교정 체조를 실시한다.

01 허벅지 탄력 강화하기

20회

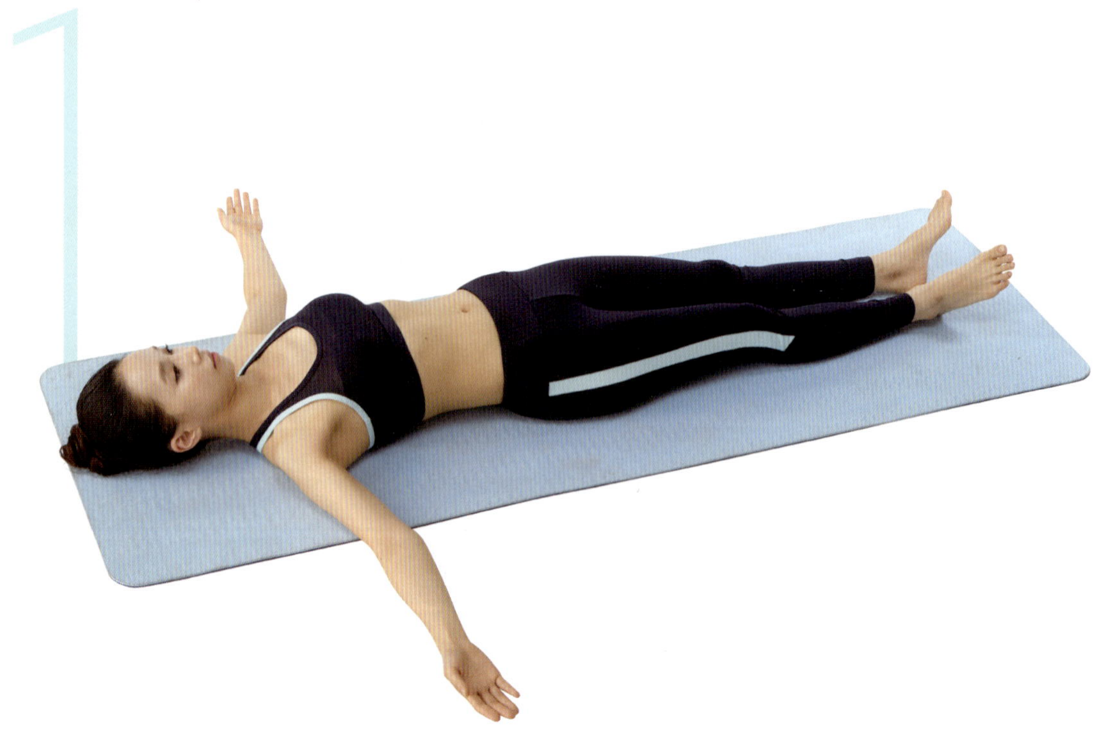

등을 대고 누워 양팔을 넓게 벌린다. 손등은 바닥에 댄다.

효과 허벅지 근육과 허리 근육은 서로 연결되어 있다. 다리를 접어 허벅지 근육을 쭉 늘려서 유연해지도록 풀어주어야 허리를 비롯한 몸 중심 부위의 움직임이 원활해진다.

2

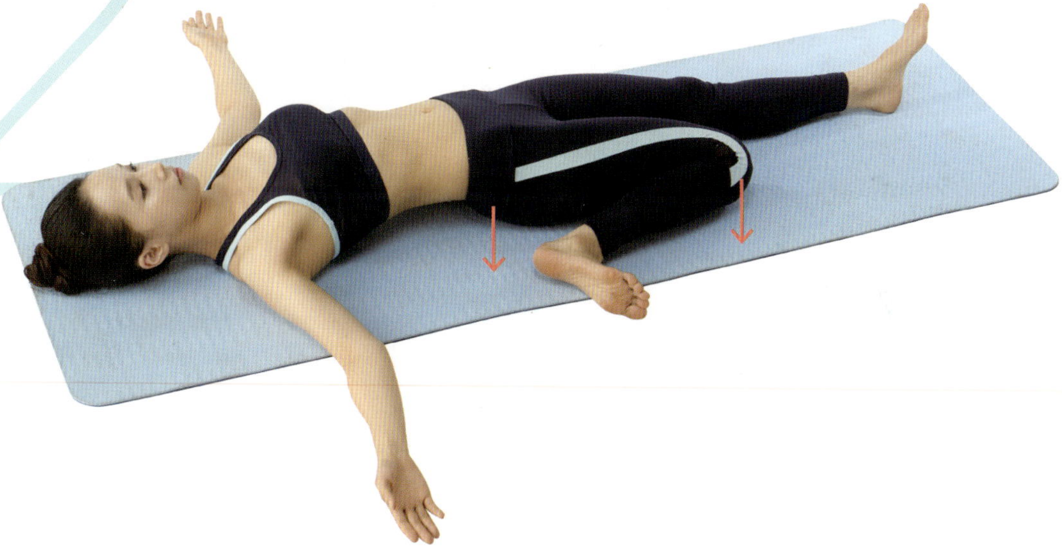

왼쪽 다리는 쭉 펴고 오른쪽 다리는 뒤로 접어 발뒤꿈치를 엉덩이 옆에 놓는다. 오른쪽 엉덩이와 무릎을 바닥 쪽으로 10초간 누른 뒤 다시 무릎을 펴 똑바로 눕는다. 20회 반복한 후 반대쪽도 같은 방법으로 실시한다.

02 고관절 부드럽게 만들기

20회

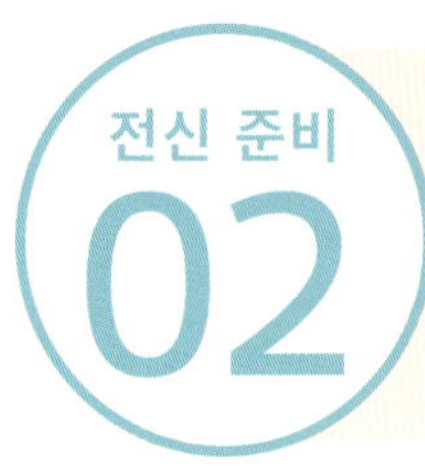

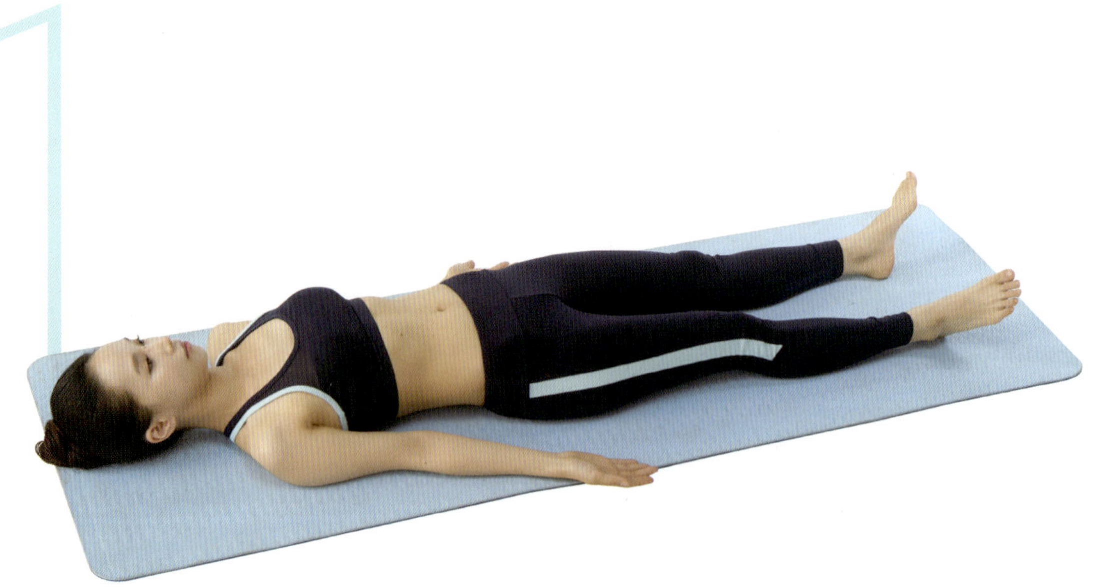

등을 대고 누워 양팔과 다리는 어깨너비보다 살짝 넓게 벌린다. 손등은 바닥
에 댄다.

 고관절과 허벅지 근육을 풀어주는 동작으로, 하체의 유연성을 높이고 혈액
순환을 돕는다. 고관절과 허벅지가 탄력적으로 움직일 수 있어야 허리에 힘
이 생긴다.

POINT
너무 무리하지 말고, 당길 수
있는 만큼 동작하는 것이 좋다.

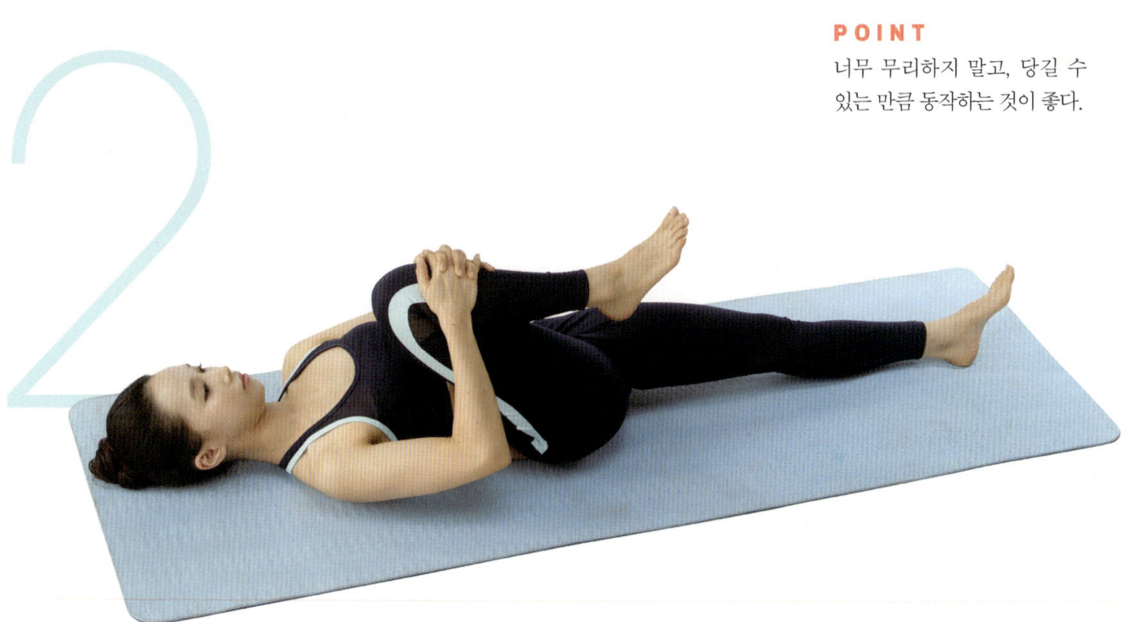

오른쪽 다리를 가슴 쪽으로 최대한 끌어당긴 후 깍지 낀 손으로 무릎을 잡아
오른쪽 가슴에 밀착시킨다. 10초간 자세를 유지한다.

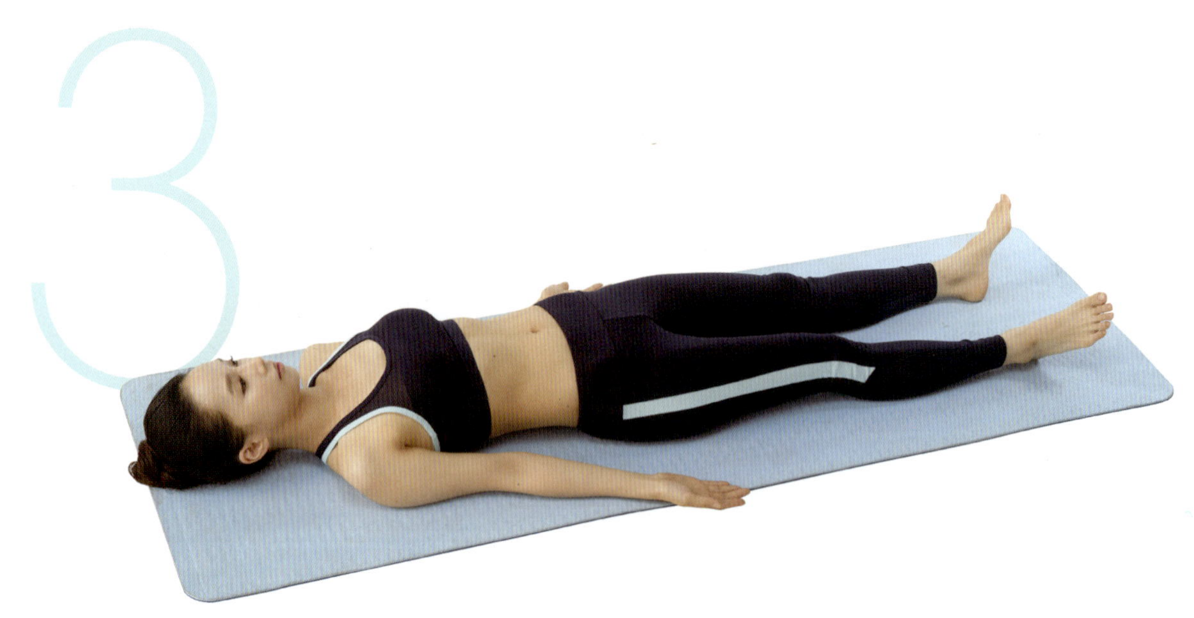

천천히 팔의 힘을 빼며 1번 자세로 돌아온다.

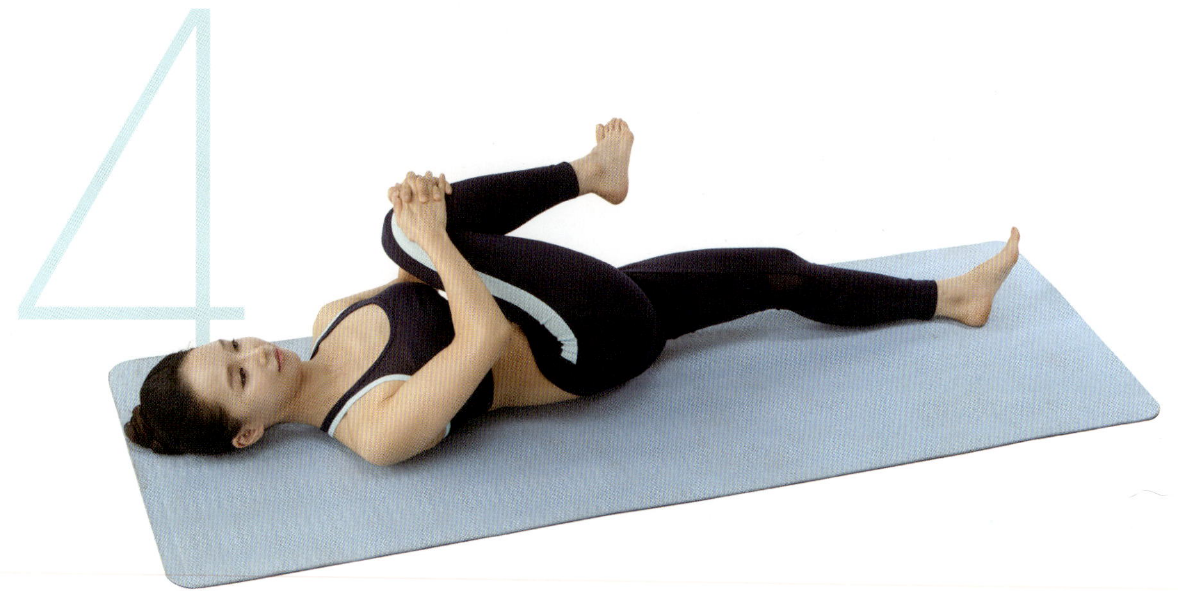

다시 오른쪽 다리를 가슴 쪽으로 최대한 끌어당긴 후 깍지 낀 손으로 무릎을
잡아 왼쪽 가슴에 밀착시킨다. 10초간 자세를 유지하고 1번 자세로 돌아와
20회 반복한 후 반대쪽도 같은 방법으로 실시한다.

03 어깨 펴기

20회

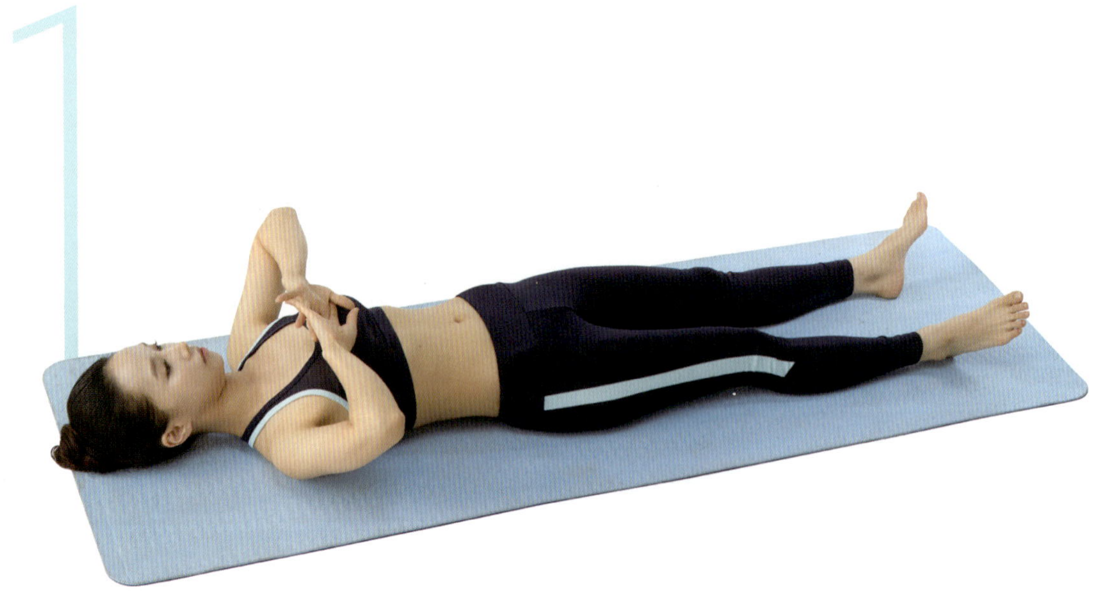

등을 대고 누워 양손을 깍지 낀 다음 손등이 가슴 쪽을 향하게 한다.

POINT
등이 바닥에서 떨어질 정도로
어깨에 힘을 주어 팔을 뻗는다.

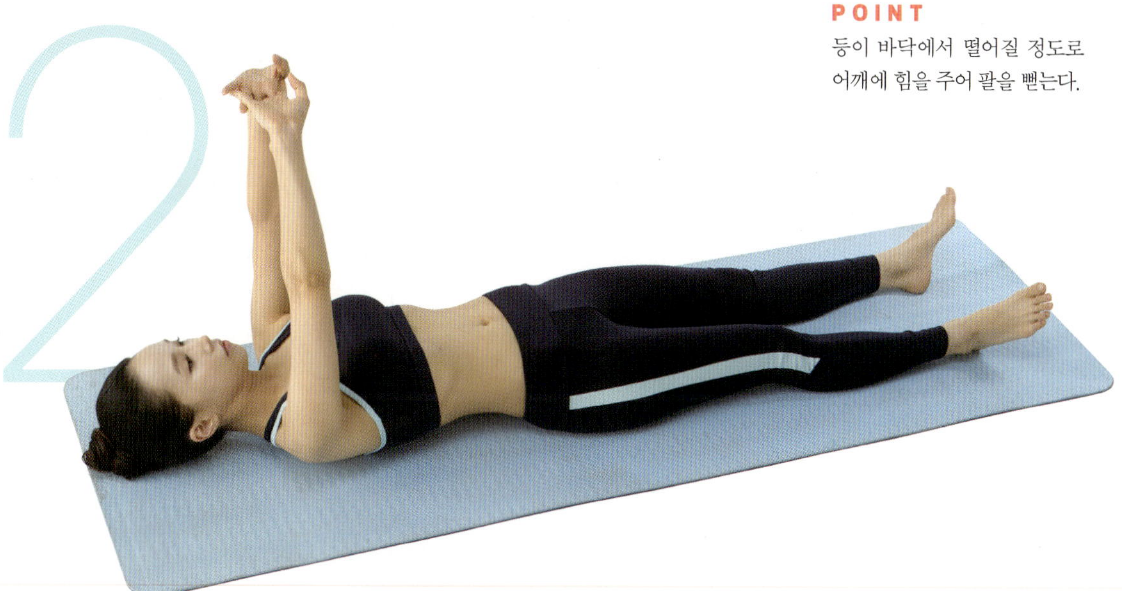

팔을 몸통과 직각이 되도록 곧게 뻗어 10초간 자세를 유지한다. 이때 팔꿈치
를 곧게 펴고 손바닥을 천장으로 밀어 올린다는 느낌으로 팔을 쭉 뻗는다. 1번
자세로 돌아와 20회 실시한다.

04 골반 제자리로 맞추기

20회

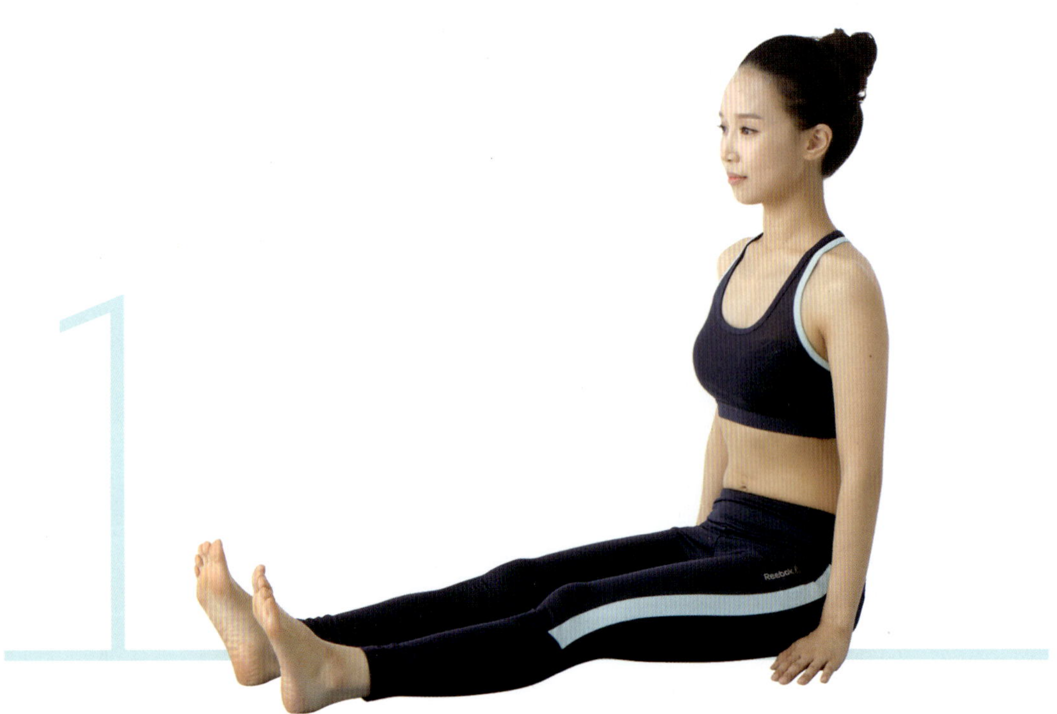

앉아서 다리를 쭉 뻗은 뒤 어깨너비로 벌린다.

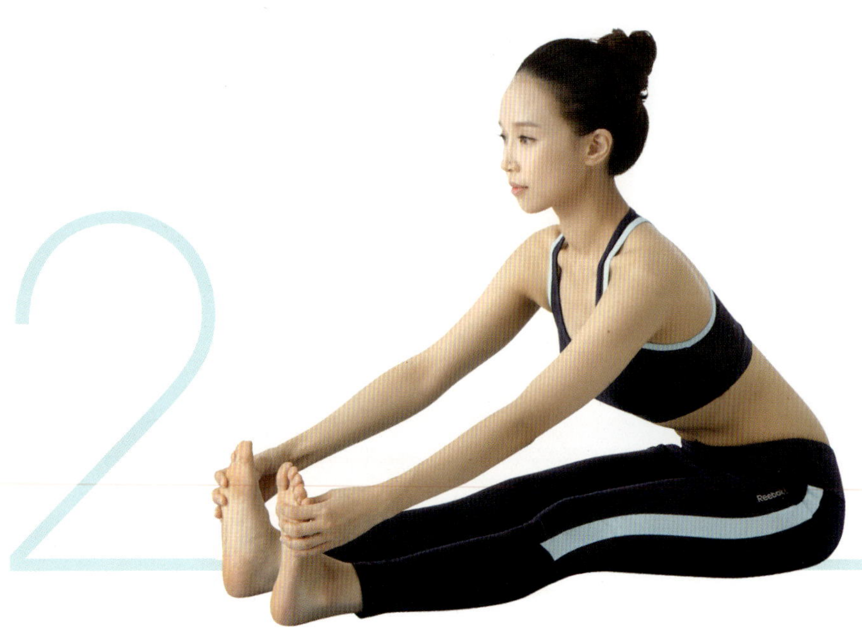

허리를 곧게 편 상태를 유지하면서 양손으로 발을 잡는다.

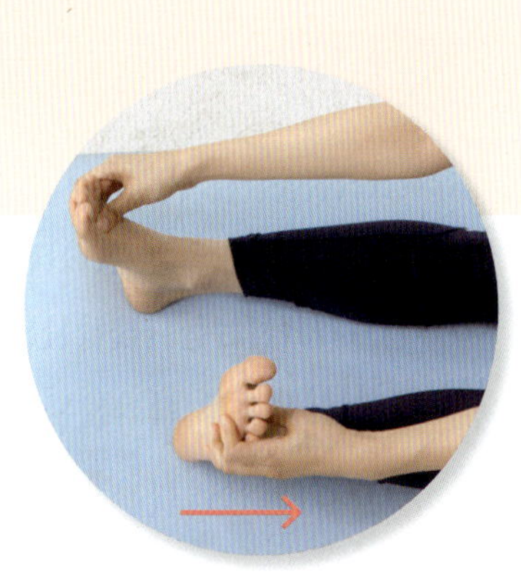

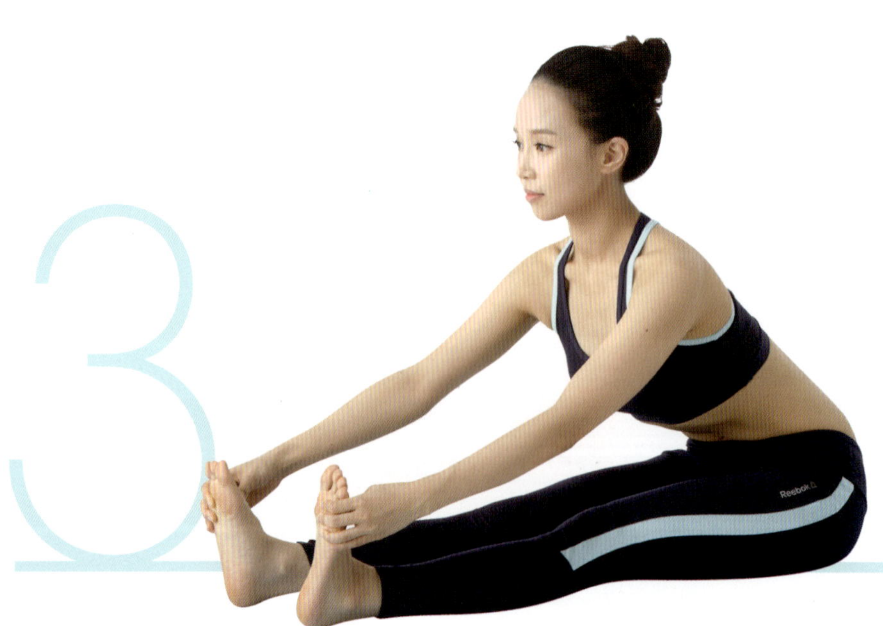

엉덩이가 바닥에서 뜨지 않도록 고정한 채 왼쪽 다리를 골반 안쪽으로 당겼다가 제자리로 돌아온다.

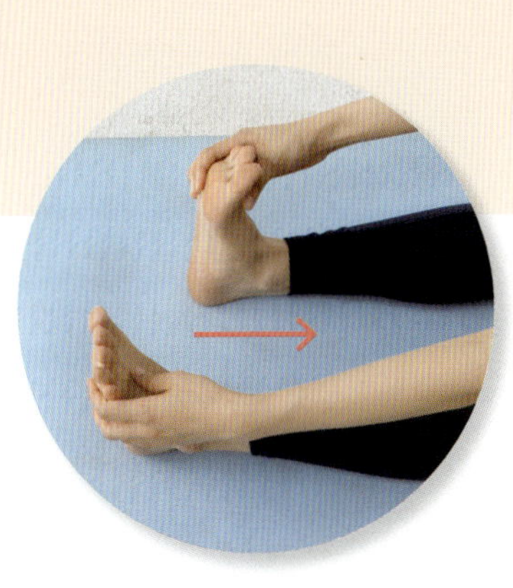

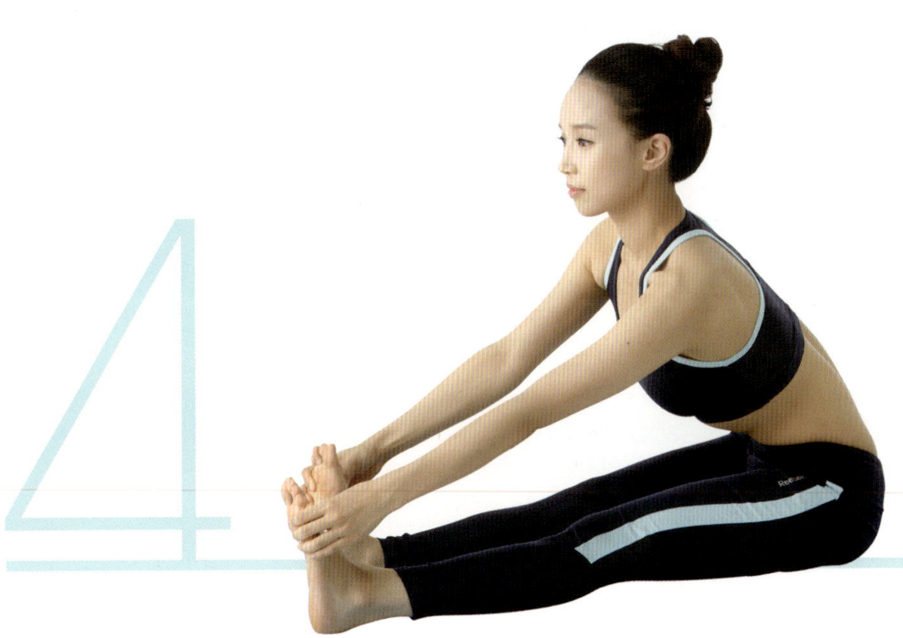

오른쪽 다리를 골반 안쪽으로 당겼다가 제자리로 돌아온다. 3~4 동작을 빠른
속도로 20회 실시한다.

05 척추 기지개 켜기

10회

1

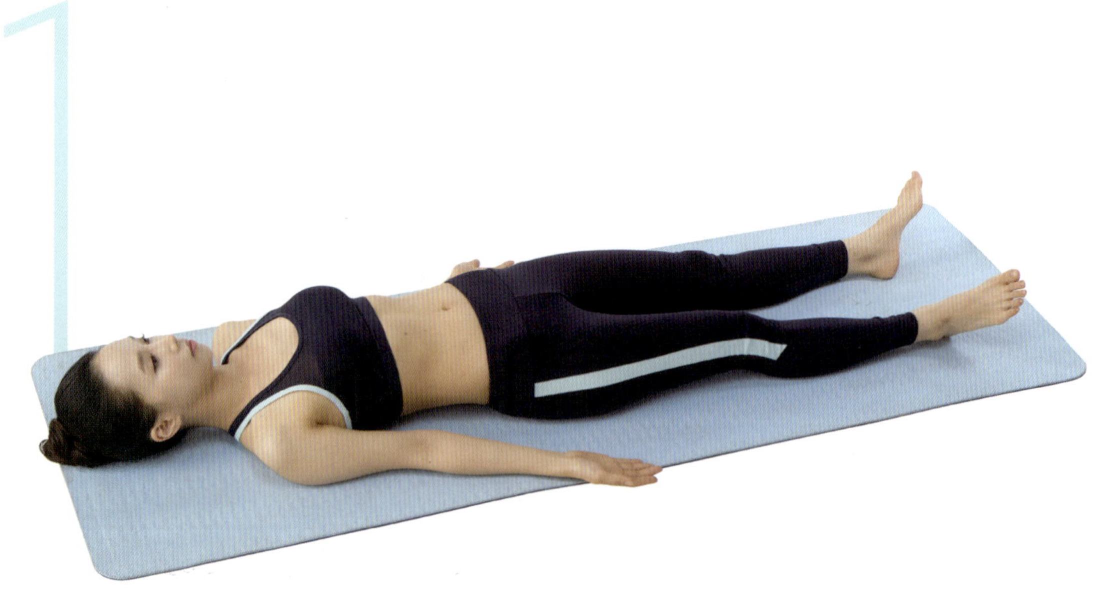

등을 대고 누워 양팔과 다리는 어깨너비보다 살짝 넓게 벌린다. 손등은 바닥
에 댄다.

 발등을 몸 안쪽으로 당기는 간단한 동작으로, 경직된 전신의 관절과 근육을
유연하게 늘려준다. 평소 잘 사용하지 않는 몸 뒤쪽의 근육을 늘리면 상·하
체 기혈이 소통되어 혈액순환이 원활해진다.

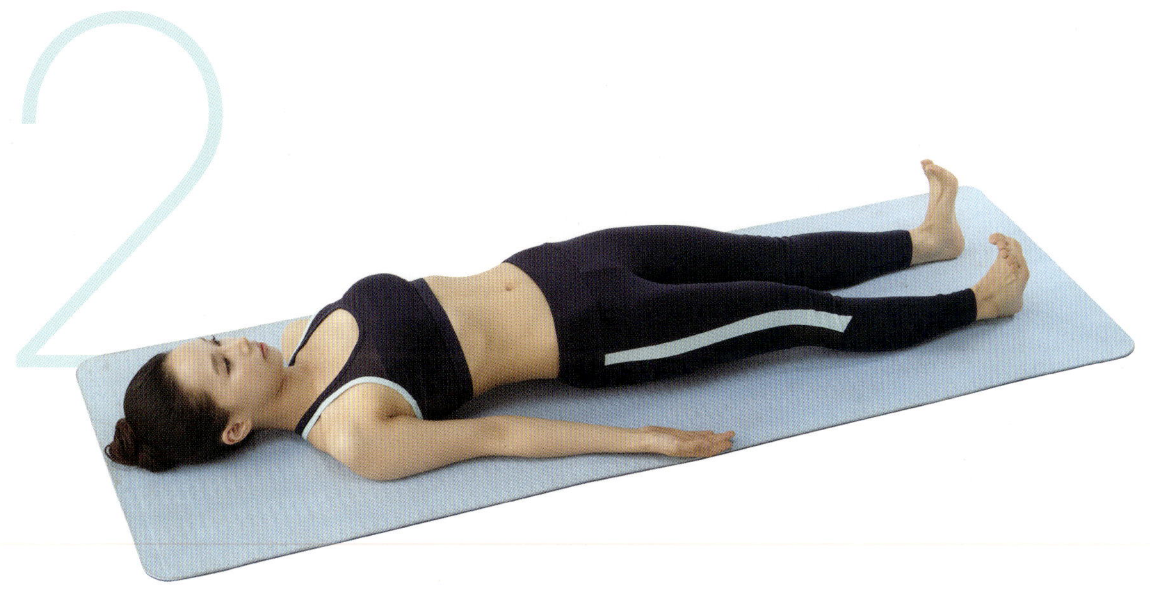

발끝을 몸 안쪽으로 당겨 10초간 자세를 유지한다. 몸을 바닥에 붙이듯 전신
에 힘을 준다. 1번 자세로 돌아와 10회 실시한다.

엄지손가락 젖히기

1회

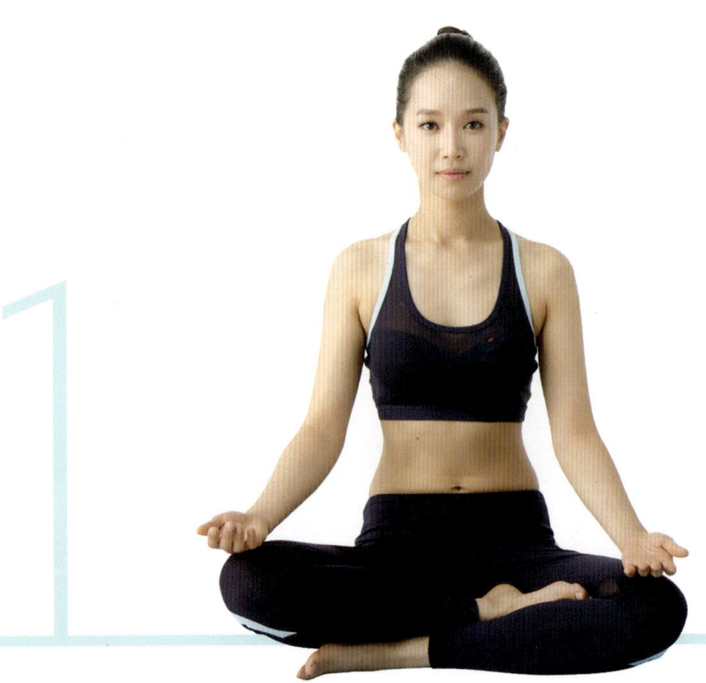

양반다리를 하고 앉아 허리를 곧게 편다. 손바닥이 천장을 향하도록
무릎 위에 올린다.

 앞으로 굽은 어깨 근육과 목 관절을 제자리로 이동시키는 동작이다. 엄지손가락을 바깥쪽으로 젖히면 몸 안쪽으로 말리고 굽은 어깨와 목이 원래 자리로 되돌아가고 호흡이 편해지며 통증도 함께 사라진다.

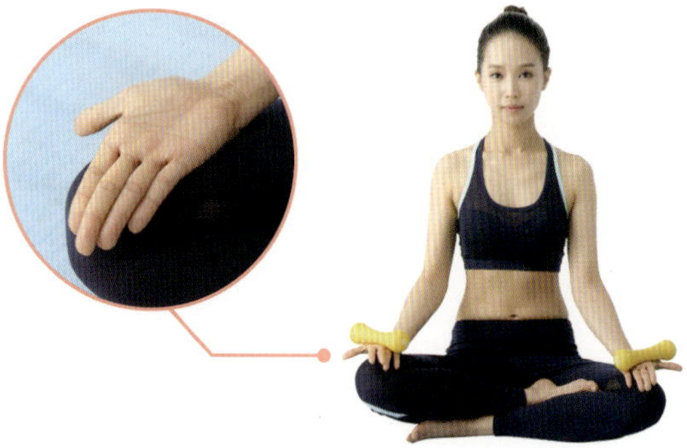

POINT

엄지손가락을 바닥 쪽으로 강하게 젖힐수록 수축된 어깨 근육이 곧게 펴진다. 강도를 높이려면 손바닥에 아령이나 생수병을 올리고 동작한다.

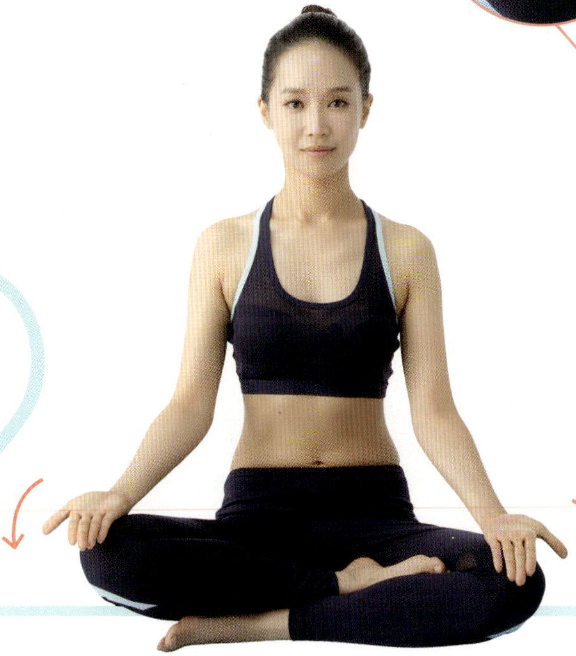

손을 쫙 펴면서 엄지손가락을 바닥 쪽으로 젖혀 내린다. 10분간 자세를 유지한다.

척추 제자리로 맞추기

30회

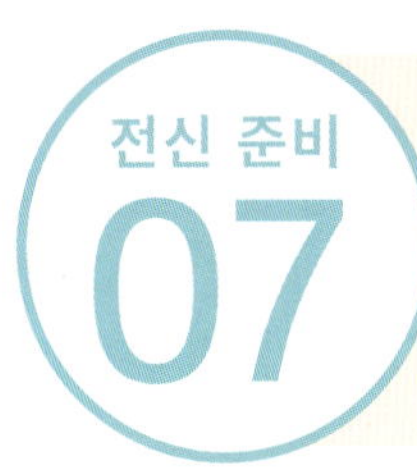

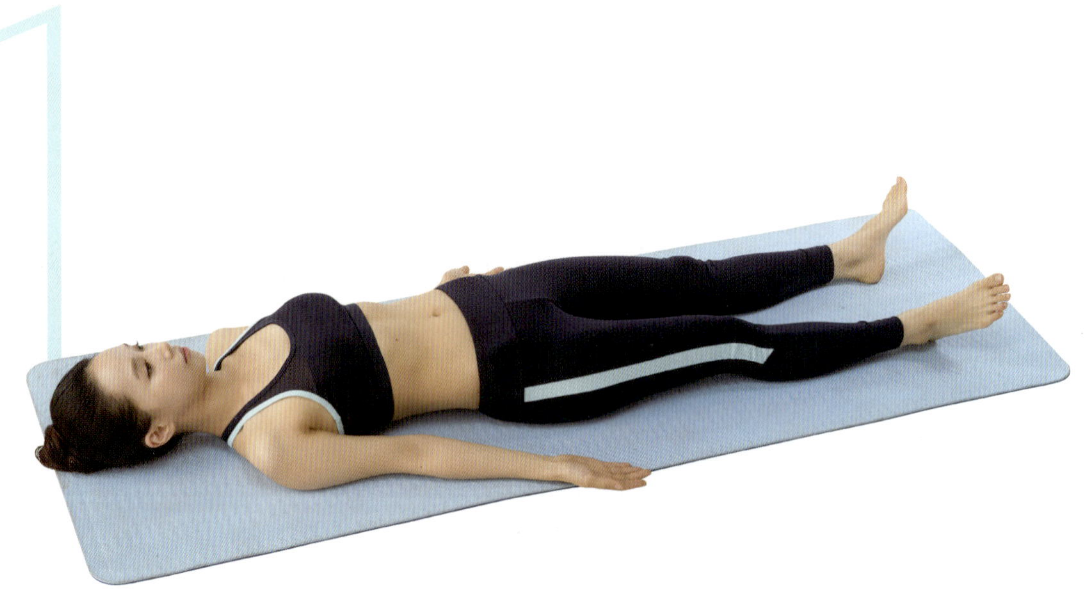

등을 대고 누워 양팔과 다리는 어깨너비보다 살짝 넓게 벌린다. 손등은 바닥
에 댄다.

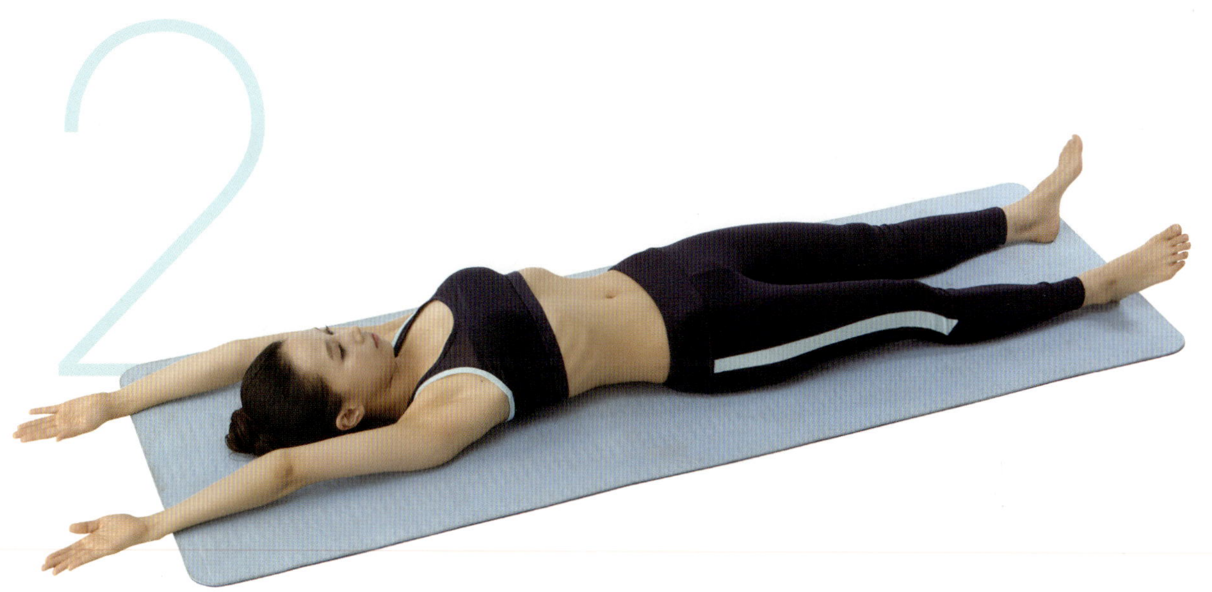

손등이 바닥에 닿도록 양팔을 머리 위로 곧게 뻗는다.

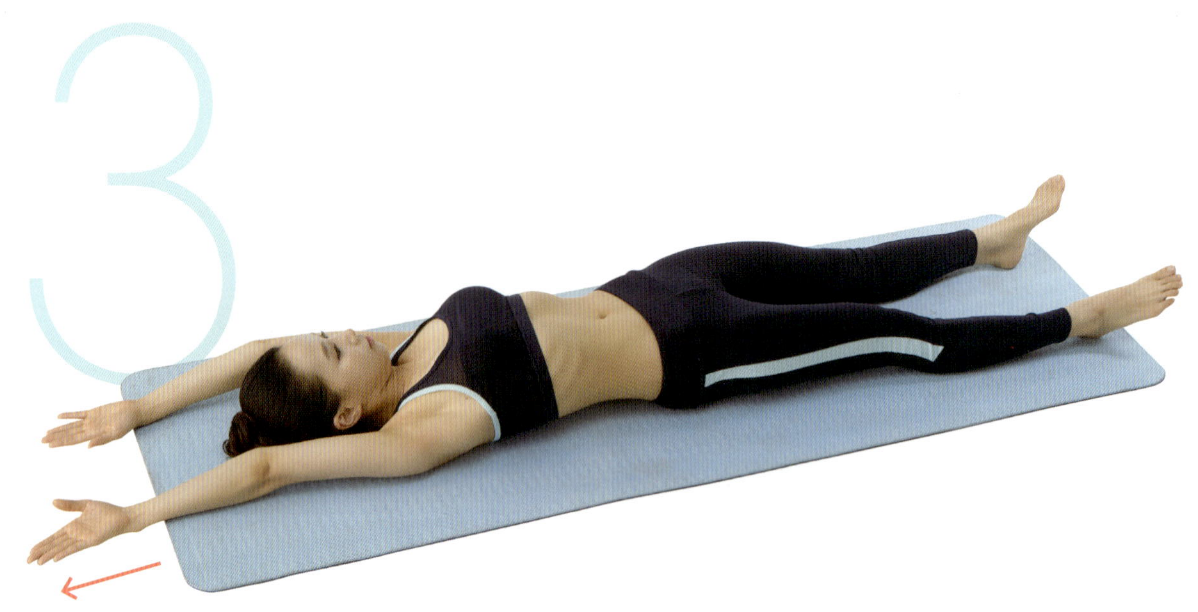

몸이 왼쪽으로 기울어지지 않도록 자세를 유지하며 빠르게 오른팔을 위로
쭉 뻗어 올렸다 내린다.

4

POINT
팔에 힘을 주고 빠르게 동작해 척추와 다리까지 움직인다. 이때 몸에 힘을 빼야 전신이 흔들린다.

같은 방법으로 빠르게 왼팔을 위로 쭉 뻗어 올렸다 내린다. 3~4번을 연속 동작으로 30회 실시한다.

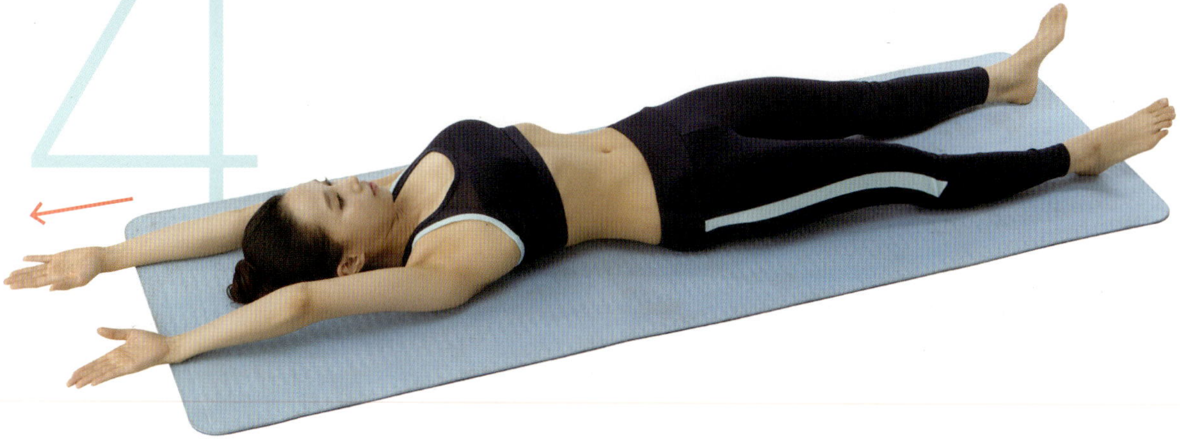

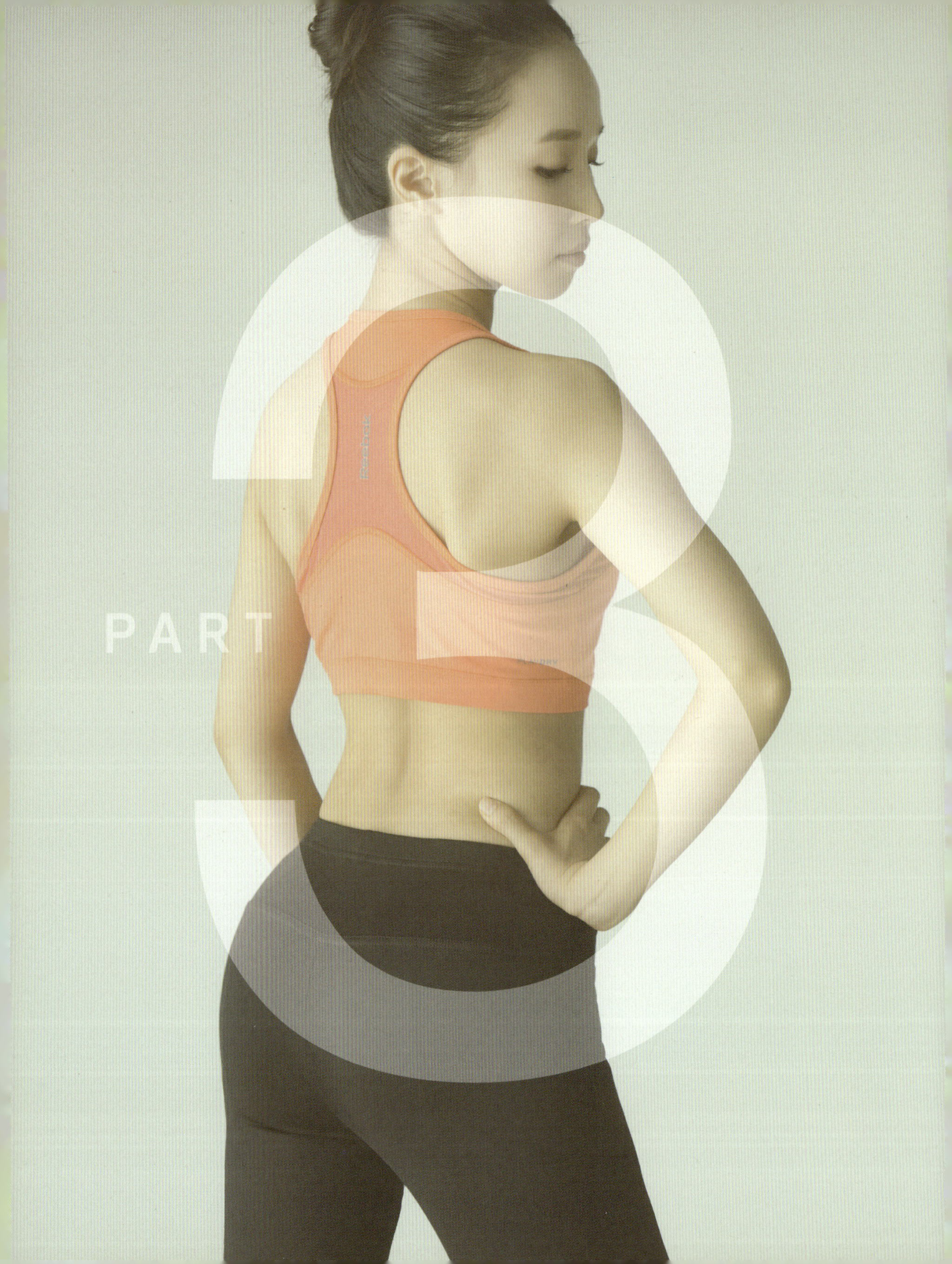
PART
3

아름다운 체형을 완성하는 몸매 교정 체조. 잘못된 자세와 습관을 고치지 않고 생활하다 보면 신체의 좌우, 위아래 균형이 깨진다. 문제는 'O자형 다리', '굽은 등', '처진 엉덩이' 등 외형상 아름답지 않은 특성이 몸에 고착되는 것이다. 잘못된 자세와 습관을 고치고, 체형의 단점을 교정해보자. 슬림한 라인과 활력 또한 얻게 될 것이다.

몸매 교정 체조

삐뚤어진 체형을 교정해 몸매를 바꾸는 체조

삐뚤어진 체형을 바로잡는 교정 체조다

움직이지 않고 오랜 시간 잘못된 자세를 취하면 관절 주변 근육이 짧아진 채 굳는다. 몸매 교정 체조는 평소 쓰지 않던 근육을 사용해 뼈를 정렬하고 근육을 올바르게 움직여 비뚤어진 체형을 바로잡는다. 틀어지고 불균형한 외형을 반듯하고 아름답게 교정한다.

목, 어깨, 허리, 골반, 무릎… 통증이 사라진다

뼈와 근육이 제자리에서 벗어나면 신경이 눌려 몸 곳곳에 통증이 생긴다. 몸매 교정 체조는 어긋난 뼈를 제자리로 돌려놓아 체형을 교정하므로 늘어지고 경직되고 뒤틀렸던 근육도 본래의 자리로 돌아갈 수 있다. 근육이 모두 본래의 자리로 되돌아가면 뻐근함, 찌릿함, 욱신거림, 묵직함 등 뼈와 근육에 나타났던 통증이 자연스럽게 사라진다.

체중과 상관없이 몸의 라인이 살아난다

몸매 교정 체조를 통해 늘어나고 경직되고 비틀린 근육이 균형을 찾게 되면 몸의 구조가 대칭으로 되돌아올 뿐 아니라 힘없이 늘어지고 처진 살 또한 원래 자리로 돌아온다. 굳이 굶거나 운동을 하지 않아도 자연스럽게 라인이 살아나는 것이다. 더불어 늘어진 살이 탄탄해지면서 부피가 감소해 체중이 줄지 않아도 옷 사이즈가 줄어든다.

몸과 얼굴이 동시에 예뻐진다

얼굴 문제의 원인은 체형에 있다. 따라서 체형을 바로 잡으면 얼굴도 예뻐진다. 몸매를 위해 무리하게 다이어트를 하면 얼굴살이 처지고 몸의 탄력도 떨어지기 쉽지만 몸매 교정 체조는 이와 반대의 효과를 낸다. 예를 들어, 목부터 골반까지 이어진 척추를 곧게 펴면 힘없이 퍼진 몸 곳곳의 군살이 빠지며, 축 처진 볼살이 올라붙고 푹 꺼진 눈 밑도 통통하게 차오른다. 몸매와 얼굴을 한 번에 잡을 수 있는 신통방통한 체조다.

허리와 골반만 잘 관리하면 교정 효과를 오래 유지할 수 있다

어긋난 뼈와 근육이 제자리를 찾았다고 해도 잘못된 자세와 습관을 고치지 않으면 몸은 언제든 어긋난다. 교정 효과를 오래 지속시키려면 좋은 자세로 생활하는 것이 가장 중요하다. 그다음 우리 몸의 중심인 골반과 허리의 균형을 맞춰야 한다. 골반과 허리가 틀어지면 점차 상체와 하체의 신체 균형이 깨진다.

교정 효과를 오래 유지하려고 계속해서 부위별 교정 체조를 모두 실시할 필요는 없다. 무리하지 않는 선에서 허리와 골반 체조만 꾸준히 해도 교정된 얼굴과 몸매를 오랫동안 유지할 수 있다. 그중에서도 스타트 체조 2가지와 '유연하고 튼튼한 허리 근육 만들기(p.108)'와 '탄력 있는 뒤태 만들기(p.110)', '탄력 있는 엉덩이 라인 만들기(p.116)' 체조를 하나의 프로그램처럼 묶어서 실시하면 교정 효과가 오래 지속된다.

몸매 교정 체조 실시 방법

1. 먼저 전신 준비 체조를 실시하고 이어서 몸매 교정 체조를 한다.
2. 스타트 체조를 시행해 골반 높이를 맞춘 후 원하는 부위 체조로 들어간다.
3. 목과 어깨, 허리 체조는 함께 묶어서 실시해야 교정 효과가 높다.
4. 동작을 바르게 따라 하되 안될 경우 가능한 선까지 실시한다.
5. 동작 중 호흡은 편하게 한다.
6. 제시된 횟수는 효과를 볼 수 있는 최소한의 횟수이므로 그 이상 실시할 여력이 있다면 하루에 몇 번씩 실시해도 좋다.
7. 평소 바른 자세를 유지하기 위해 노력한다.

골반 앞뒤 균형 잡기

30회 ✓ 오른쪽 골반이 몸 뒤쪽으로 빠지고 왼쪽 골반은 몸 앞쪽으로 튀어나와 불균형한 상태

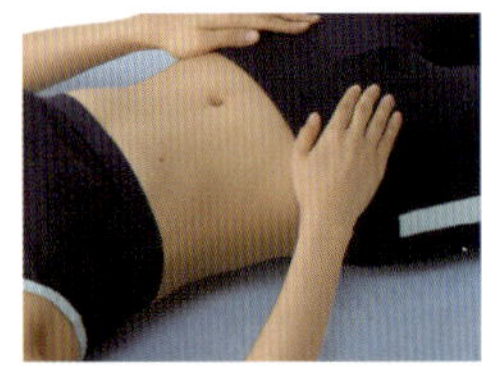

TIP 셀프 체크

허리가 바닥에 닿게 반듯하게 누운 다음 양쪽 골반뼈가 솟은 높이를 비교한다. 골반뼈가 천장을 향해 솟아 있으면 골반이 몸 앞쪽으로 튀어나온 것이고, 골반뼈가 다른 쪽에 비해 낮은 위치에 있으면 골반이 몸 뒤쪽으로 빠져 균형이 맞지 않은 상태다.

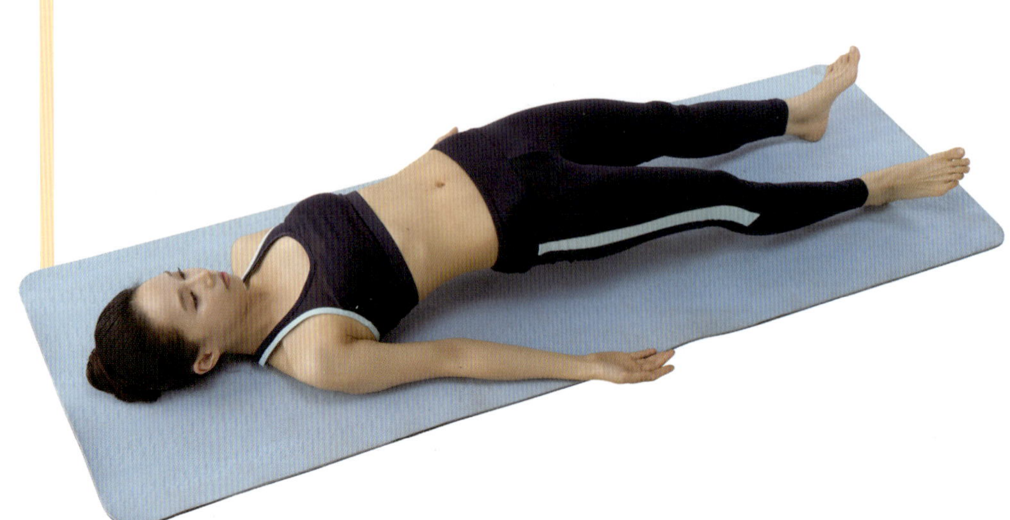

등을 대고 누워서 엉덩이를 튕기듯 한 번 들었다 내린다. 양손을 골반뼈에 대고 좌우 높이를 확인한다.

TIP '오른쪽 골반이 몸 뒤쪽으로 빠지고, 왼쪽 골반이 몸 앞쪽으로 튀어나온 상태'를 교정하는 체조다. 뒤로 빠진 골반을 몸 안쪽 방향으로 밀어 올리는 동작, 앞으로 튀어나온 골반을 몸 바깥 방향으로 밀어 내리는 동작을 실시한다. 골반 틀어짐에는 개인차가 있으므로 엉덩이를 들었다 내려 골반 상태를 지속적으로 확인한다. 손으로 골반뼈를 만졌을 때 골반 앞뒤 균형의 차이를 느끼지 못했다면 스타트 체조를 건너뛰고 바로 원하는 부위를 교정하는 체조로 넘어간다.

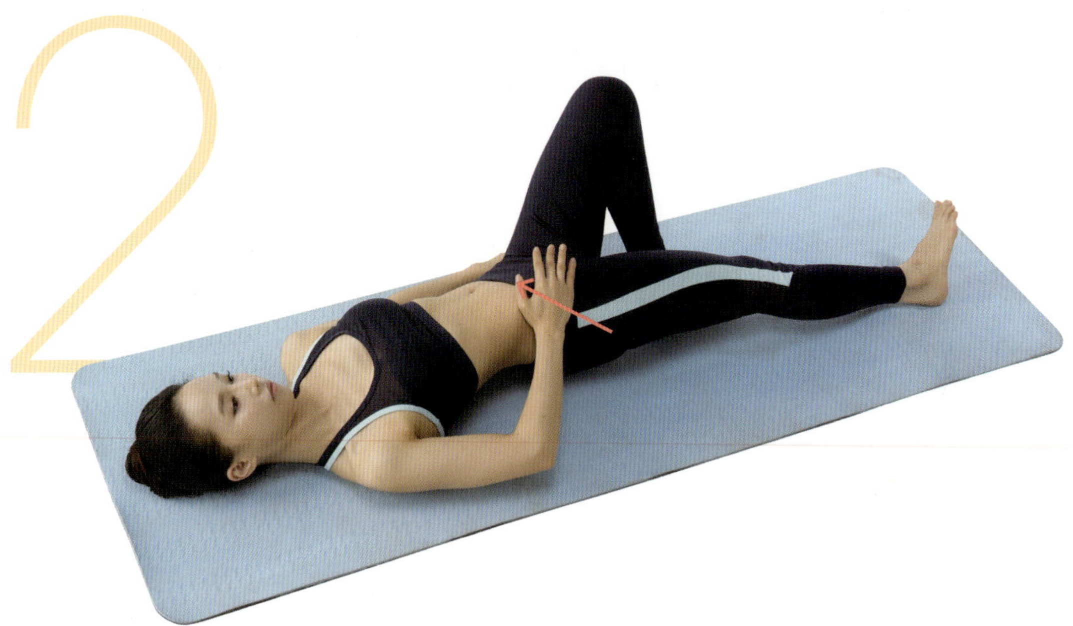

왼쪽 무릎을 접어 세우고 왼손으로 바닥을 짚는다. 오른손으로 오른쪽 골반뼈
를 잡고 몸 안쪽 방향으로 골반을 밀어 올렸다가 내린다. 이때 발뒤꿈치는 바
닥에 고정해두고, 엉덩이와 다리는 골반을 따라 자연스럽게 움직인다. 빠른
속도로 1분에 30회 실시한다.

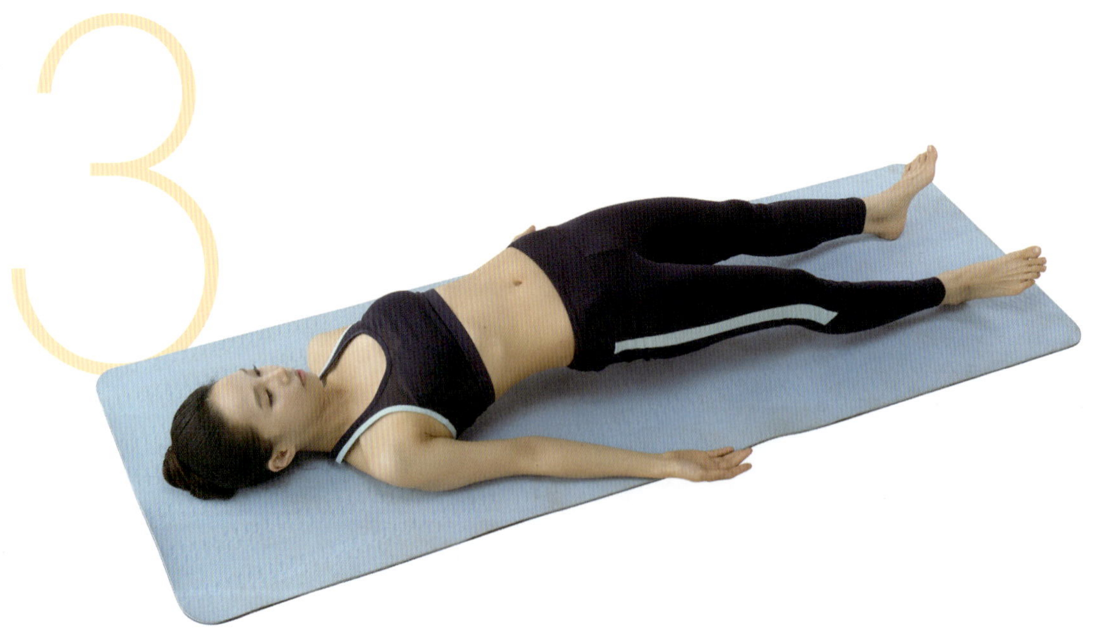

다시 등을 대고 누워서 엉덩이를 튕기듯 한 번 들었다 내린다. 양손을 골반뼈
에 대고 좌우 높이를 확인한다.

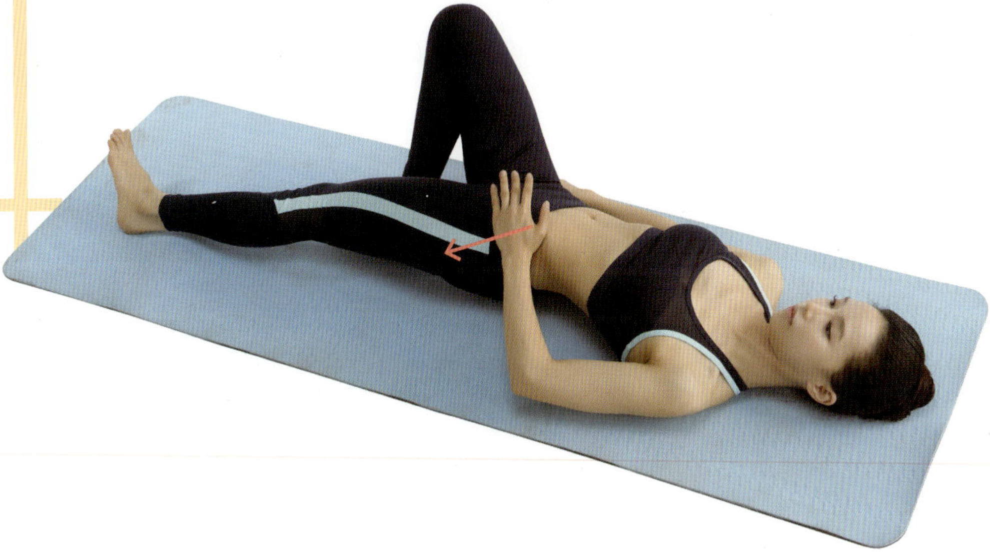

이번에는 오른쪽 무릎을 접어 세우고 오른손으로 바닥을 짚는다. 왼손으로 왼쪽 골반뼈를 잡고 몸 바깥 방향으로 골반을 밀어 내렸다가 올린다. 이때 발뒤꿈치는 바닥에 고정해두고, 엉덩이와 다리는 골반을 따라 자연스럽게 움직인다. 빠른 속도로 1분에 30회 실시한다.

골반 좌우 높이 맞추기

30회 ✔ 오른쪽 골반이 아래로 내려가고 왼쪽 골반은 위로 올라와 좌우 높낮이가 다른 상태

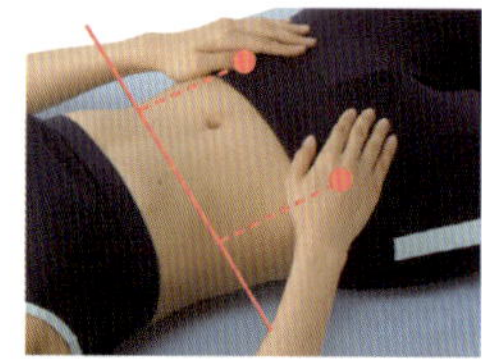

TIP 셀프 체크

허리(옆구리에서 가장 잘록한 부분)를 기준으로, 툭 튀어나온 양쪽 골반뼈를 만져 양쪽 길이를 확인한다. 골반뼈가 허리 쪽으로 올라와 길이가 짧으면 골반도 올라온 것이고, 골반뼈가 다리 쪽으로 내려가 길이가 길면 골반도 내려가 좌우 높이가 맞지 않은 상태다.

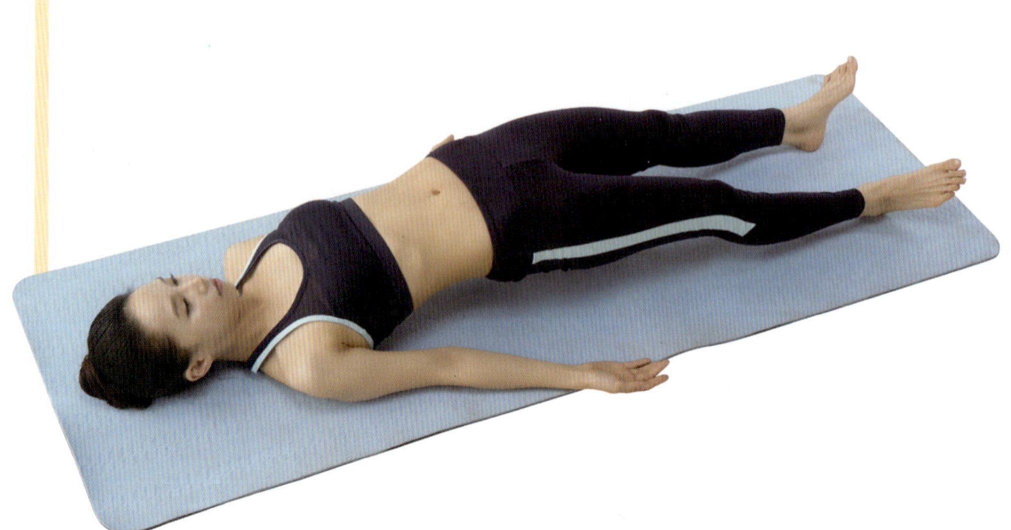

등을 대고 누워서 엉덩이를 튕기듯 한 번 들었다 내린다. 양손을 골반뼈에 대고 좌우 위치를 확인한다.

TIP '오른쪽 골반이 아래로 내려가고, 왼쪽 골반이 위로 올라간 상태'를 교정하는 체조다. 내려간 골반을 튕기듯 머리 방향으로 끌어 올리는 동작, 반대쪽의 올라간 골반을 튕기듯 발끝 방향으로 끌어 내리는 동작을 실시한다. 골반 틀어짐에는 개인차가 있으므로 엉덩이를 들었다 내려 골반 상태를 지속적으로 확인한다. 손으로 골반뼈를 만졌을 때 좌우 높낮이의 차이를 느끼지 못했다면 스타트 체조를 건너뛰고 바로 원하는 부위를 교정하는 체조로 넘어간다.

 '골반 앞뒤 균형 잡기(p.68)'와 함께 실시한다. 이 체조는 좌우 높이가 달라 뒤틀린 골반 변형을 해소해준다. 골반 양쪽 높이를 맞추면 한쪽으로 기울어 비대칭이 된 어깨, 허리, 무릎의 좌우 높이 또한 맞추는 효과가 있다.

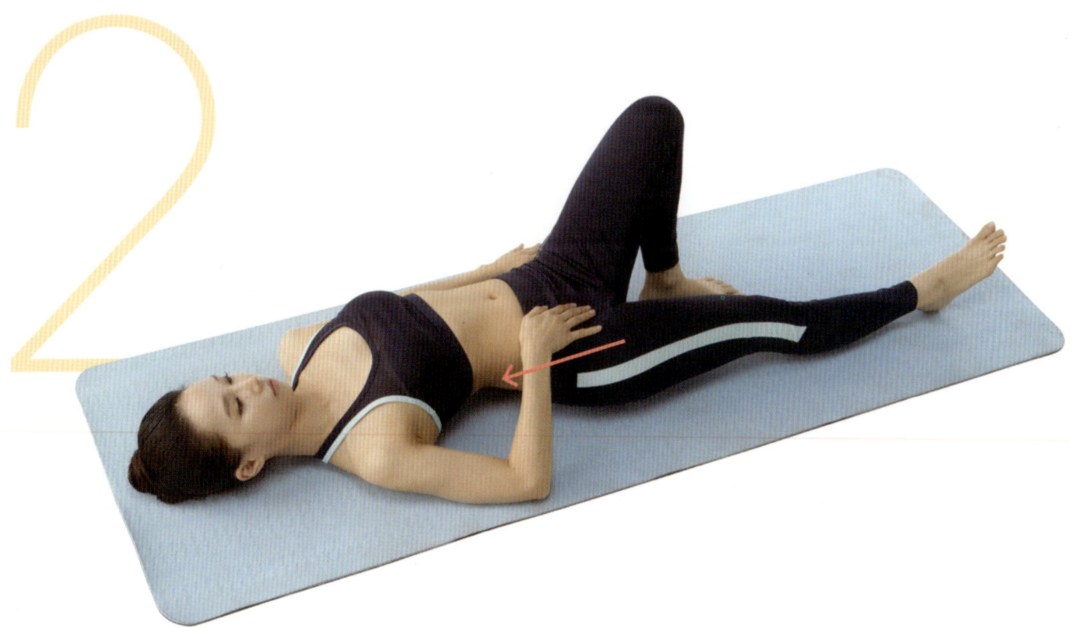

왼쪽 무릎은 접어 세우고 왼손으로 바닥을 짚는다. 오른손을 오른쪽 골반뼈에 올려놓는다. 발뒤꿈치는 바닥에 고정해두고, 엉덩이에 힘을 주어 머리 방향으로 골반을 끌어 올렸다가 내린다. 빠른 속도로 1분에 30회 실시한다.

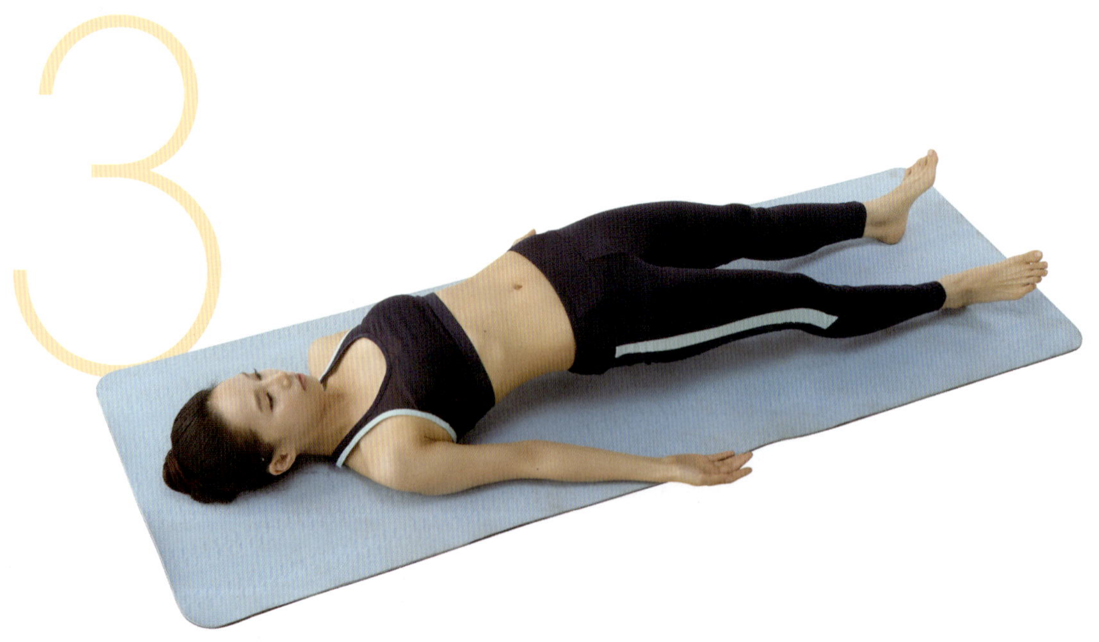

다시 등을 대고 누워서 엉덩이를 튕기듯 한 번 들었다 내린다. 양손을 골반뼈
에 대고 좌우 위치를 확인한다.

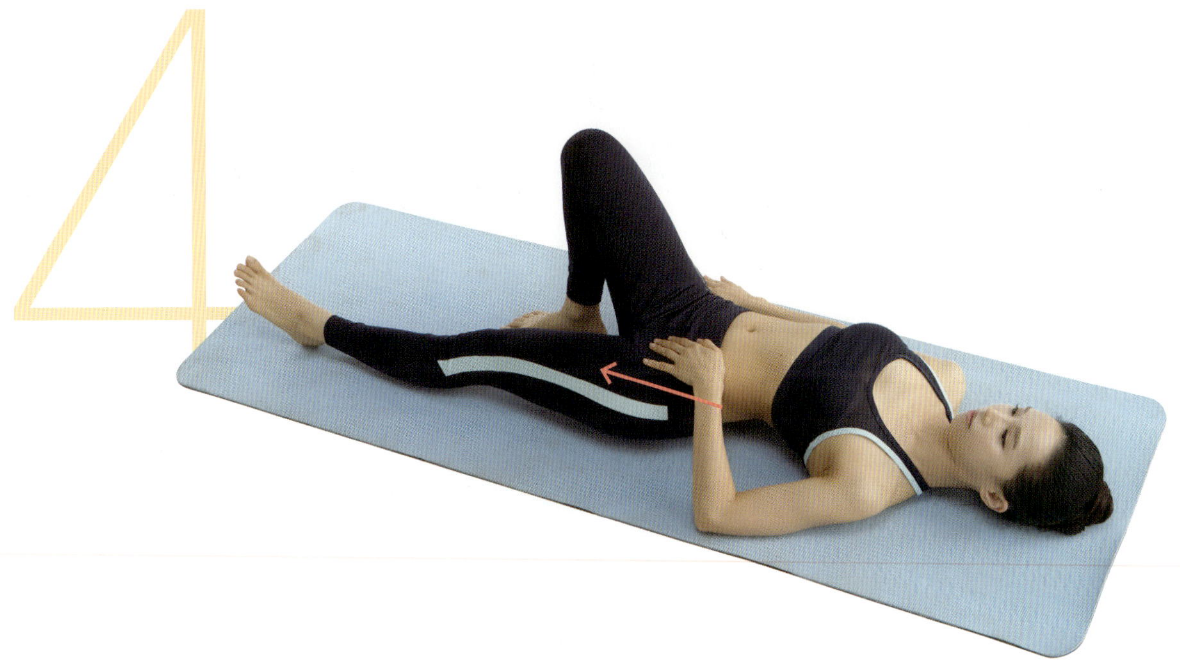

이번에는 오른쪽 무릎을 접어 세우고 오른손으로 바닥을 짚는다. 왼손을 왼쪽 골반뼈에 올려놓는다. 발뒤꿈치는 바닥에 고정해두고, 엉덩이에 힘을 주어 발끝 방향으로 골반을 끌어 내렸다가 올린다. 빠른 속도로 1분에 30회 실시한다.

목과 어깨 정렬 맞추기

30회

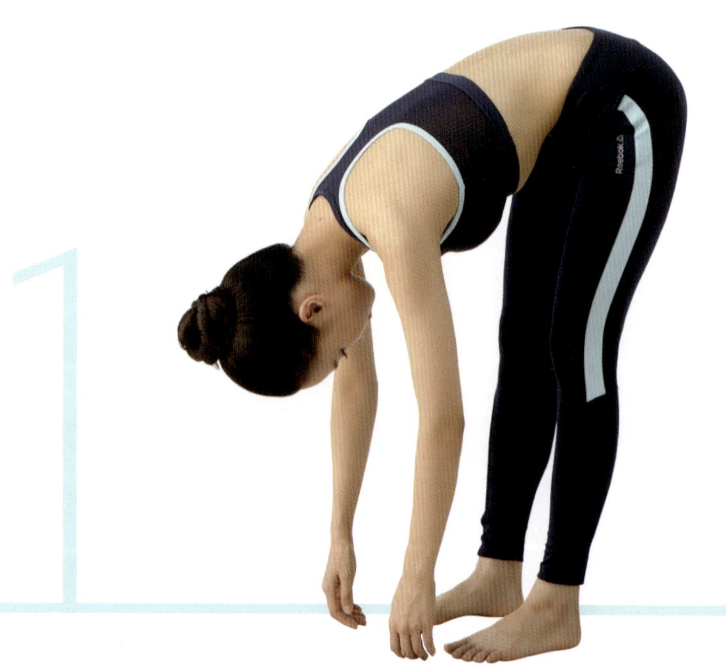

다리를 어깨너비로 벌린 다음 상체를 숙여 두 팔을 늘어뜨린다.

 앞으로, 옆으로 조금씩 휘어 제자리를 벗어난 목과 어깨의 뼈와 근육을 제자리에 맞추는 체조이다. 복부에 힘을 주고 팔을 좌우로 흔드는 동작으로 인해 안으로 말리고 굽은 어깨가 펴져 목과 어깨가 연결되는 선이 반듯해진다.

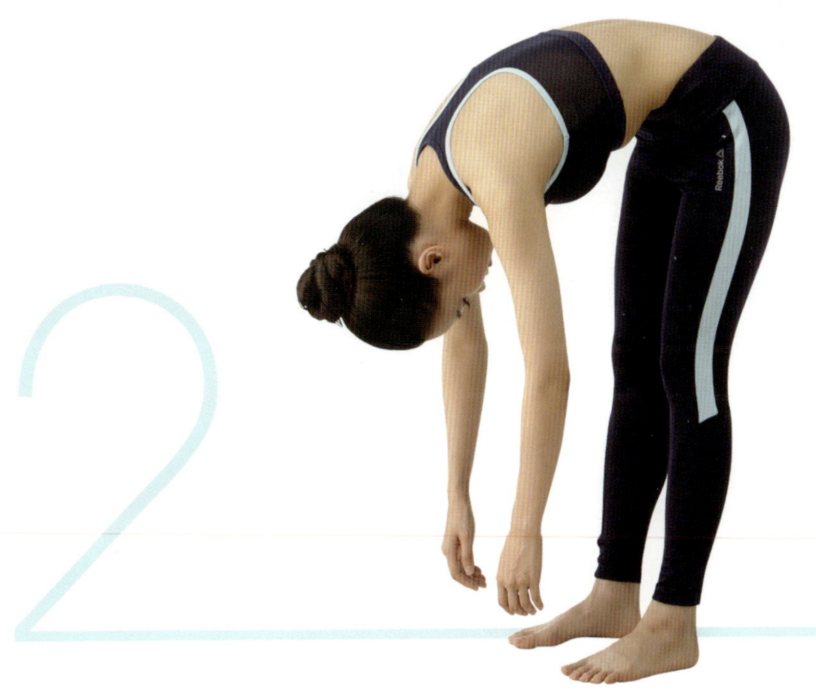

허리에 힘을 주어 최대한 위로 둥글게 말아 올린다.

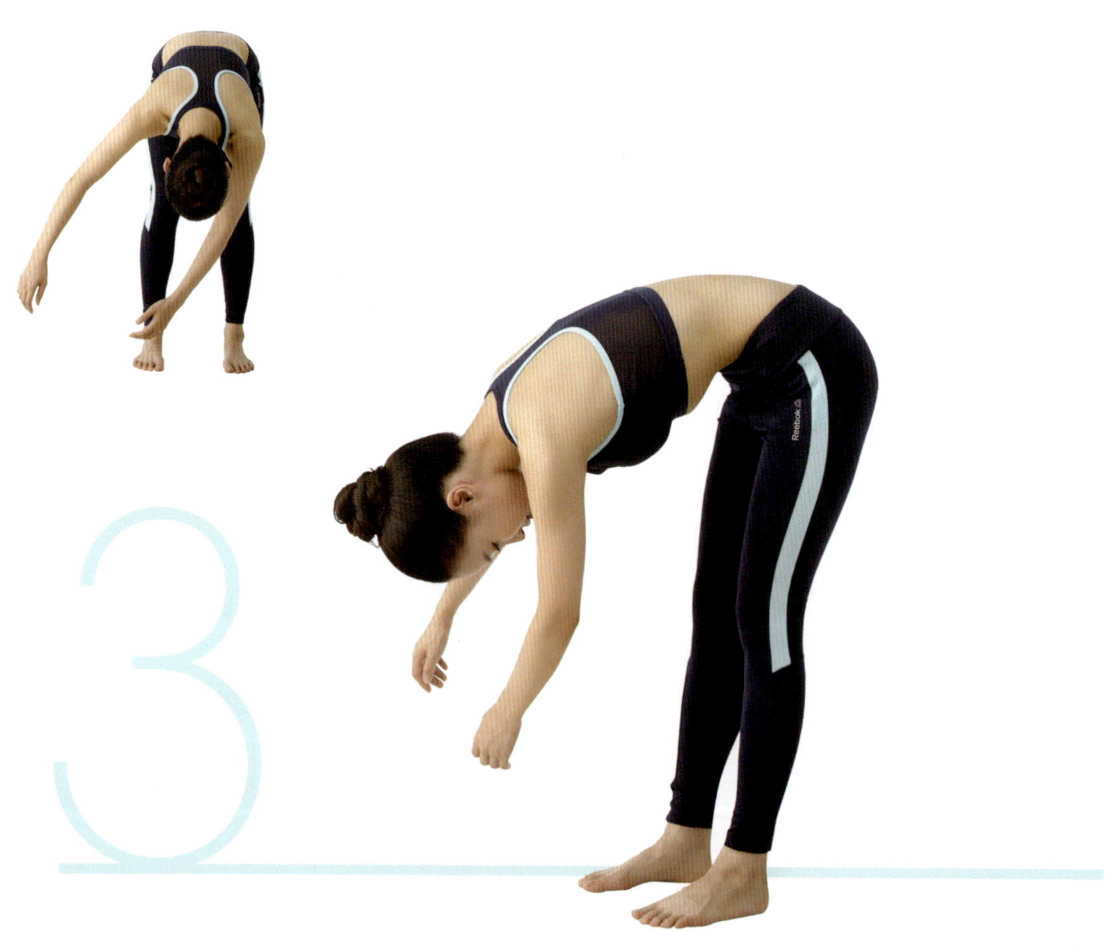

허리에 힘을 주고 팔에 힘을 뺀 상태에서 두 팔을 동시에 오른쪽으로 흔든다.

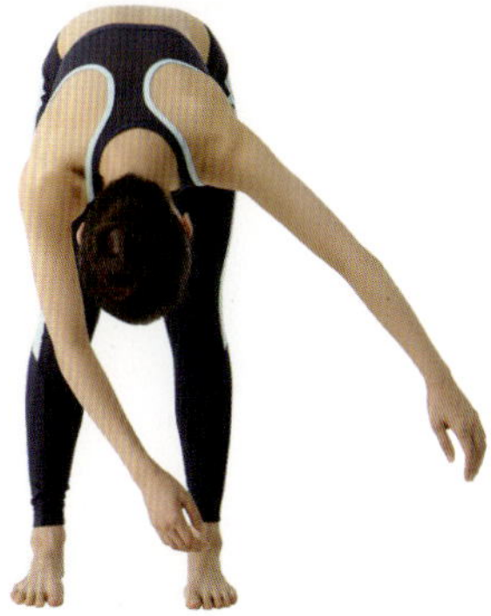

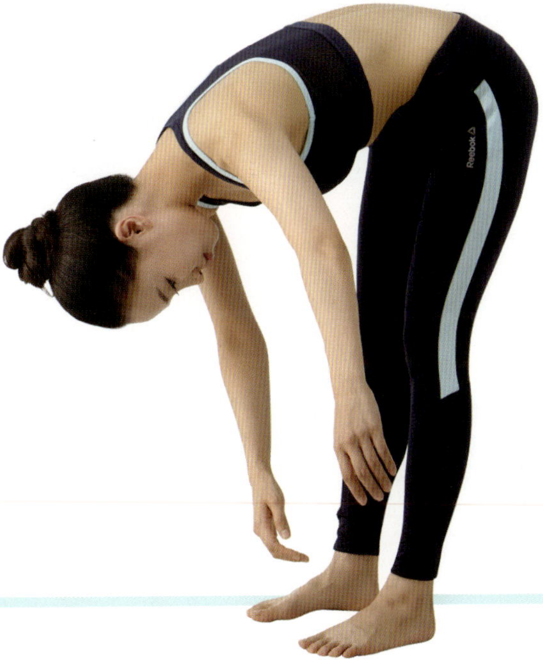

바로 이어서 두 팔을 동시에 왼쪽으로 흔든다. 3~4번 동작을 빠른 속도로 30회
실시한다.

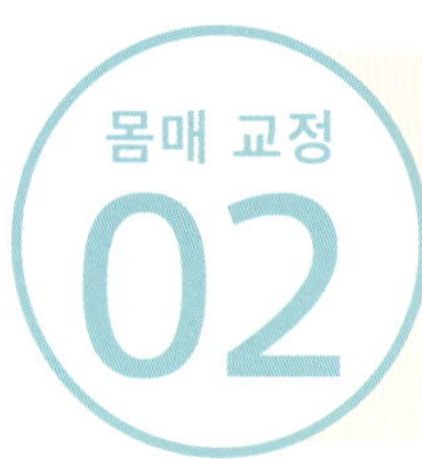

목&어깨

매끄러운 어깨 라인 만들기

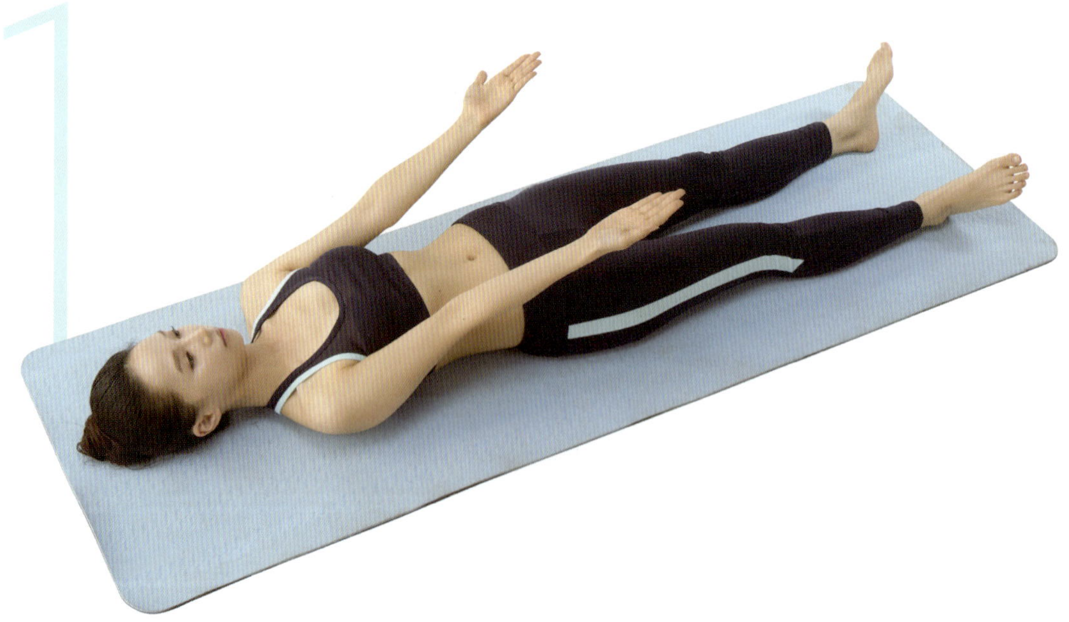

등을 대고 누워 손바닥이 천장을 향하도록 양팔을 곧게 편 뒤 바닥에서 20cm 정도 높이로 들어 올린다.

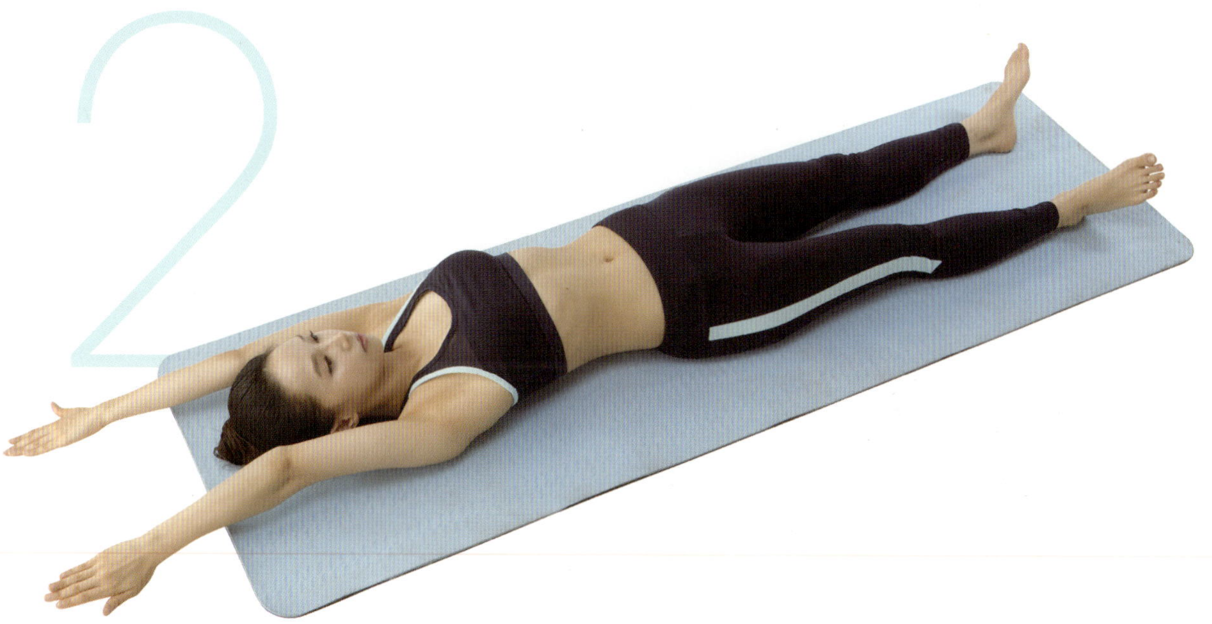

양팔을 그대로 머리 위로 쭉 넘겼다가 1번 자세로 돌아온다. 빠른 속도로 20
회 실시한다.

목&어깨

굽은 어깨 펴기

20회

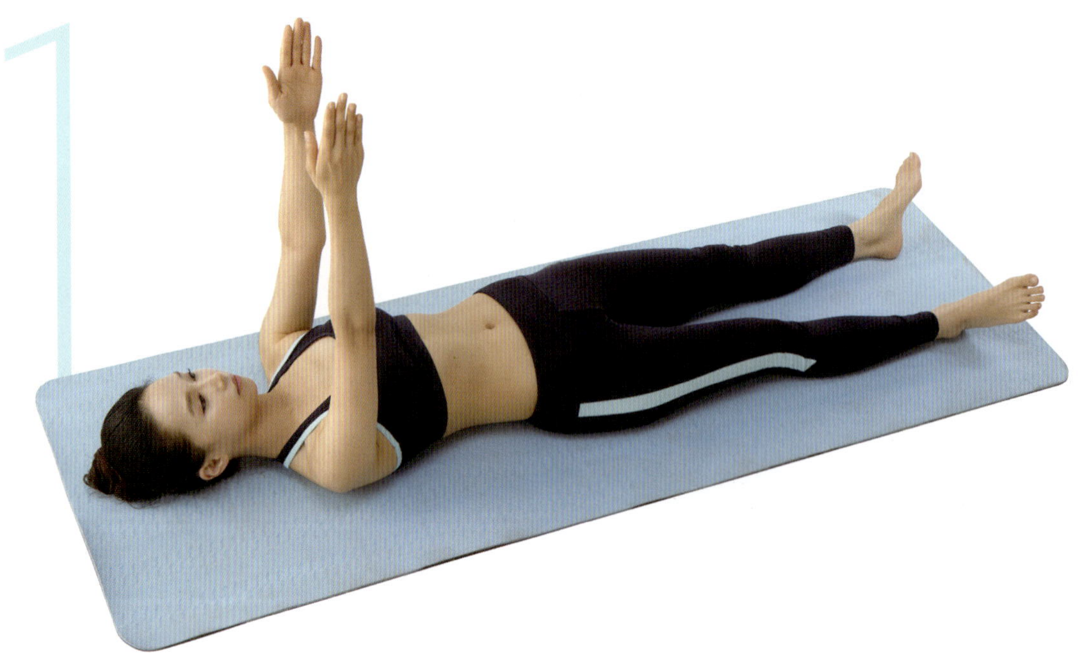

등을 대고 누워 손바닥이 서로 마주보게 양팔을 수직으로 뻗어 올린다. 이때
팔꿈치가 구부러지지 않게 팔에 힘을 준다.

효과 딱딱하게 굳어 몸 안쪽으로 굽은 어깨를 펴고 좌우 수평을 맞추는 동작이다. 앞으로 굽은 어깨 근육을 이완시키면 가슴이 펴져 볼륨 업 효과를 얻을 수 있고, 틀어진 상체가 바로잡혀 몸매 라인이 예뻐진다.

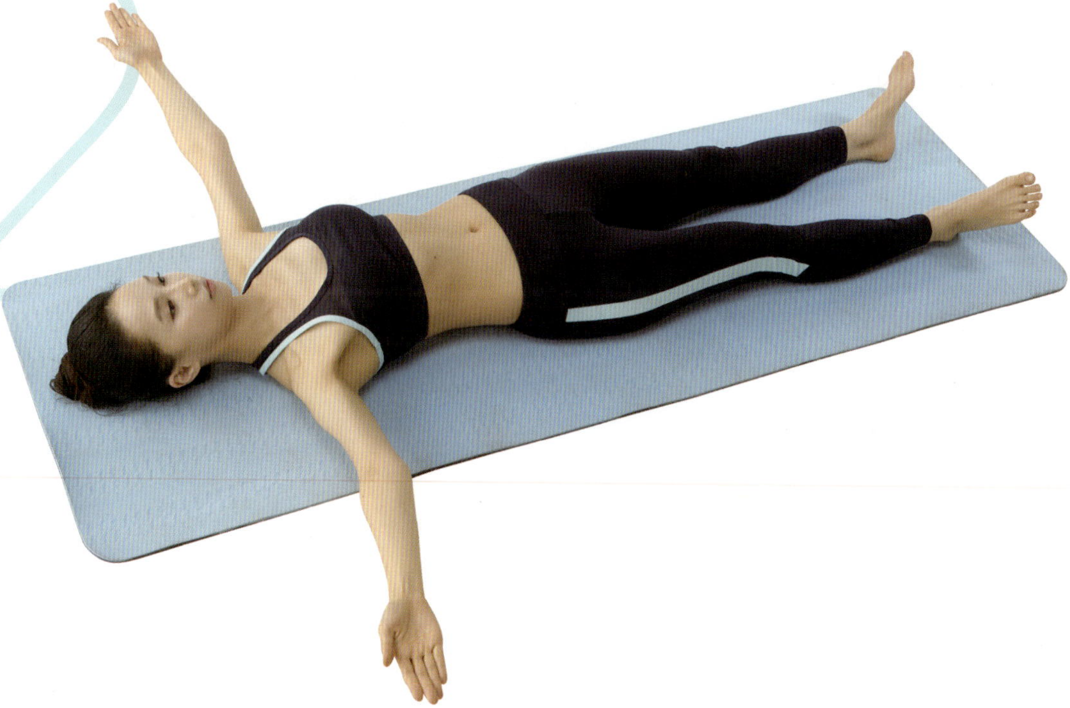

손등이 바닥을 향하도록 양팔을 좌우로 벌렸다가 탄력 있게 다시 들어 올린다. 손등이 바닥에 닿지 않게 주의하며 빠른 속도로 20회 실시한다.

목&어깨
곧게 뻗은 목 라인 만들기

30회

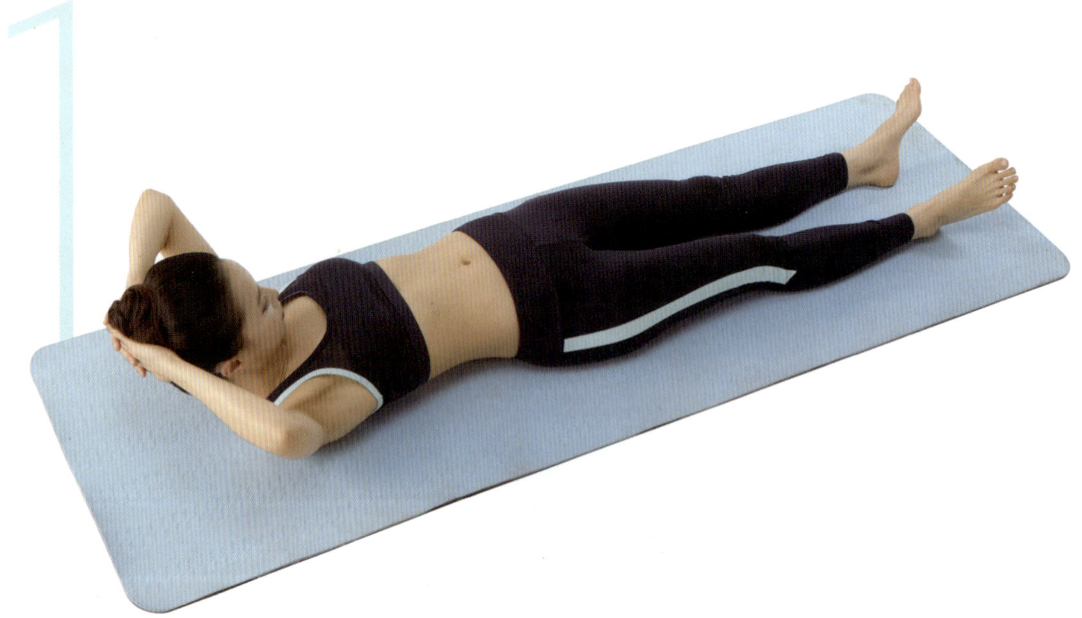

등을 대고 누운 뒤 양손을 깍지 껴 뒤통수에 대고 어깨가 약간 들릴 정도로 머리를 들어 올린다. 몸을 바닥에 붙이듯 전신에 힘을 준다.

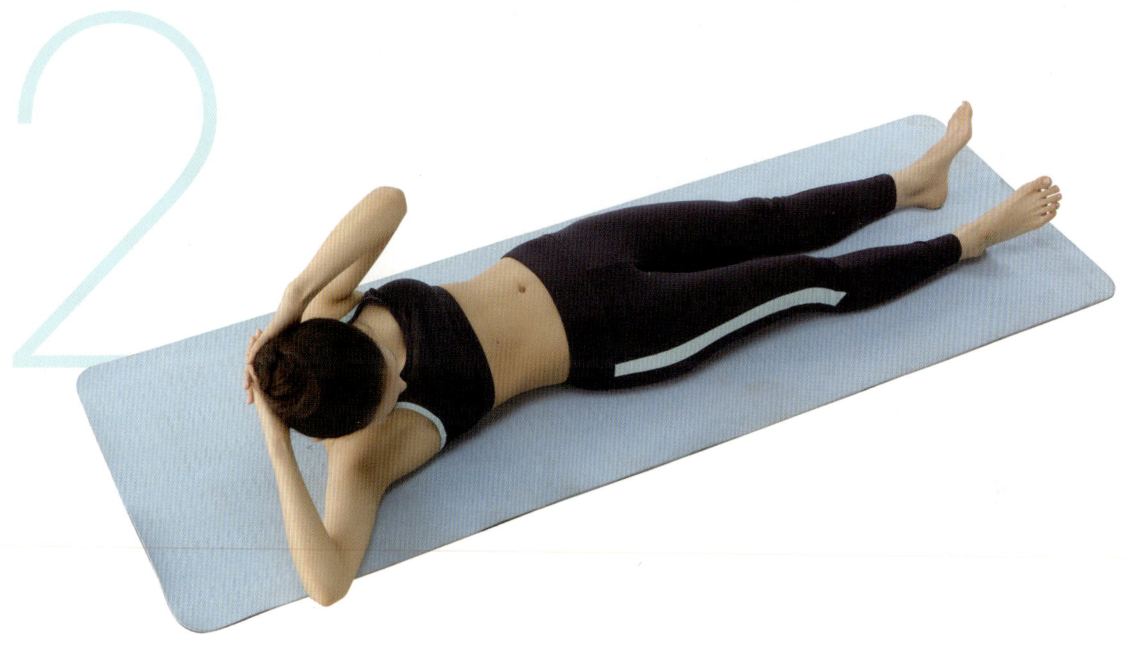

양손에 힘을 준 채 오른쪽 팔꿈치가 바닥에 닿도록 어깨를 돌린다.

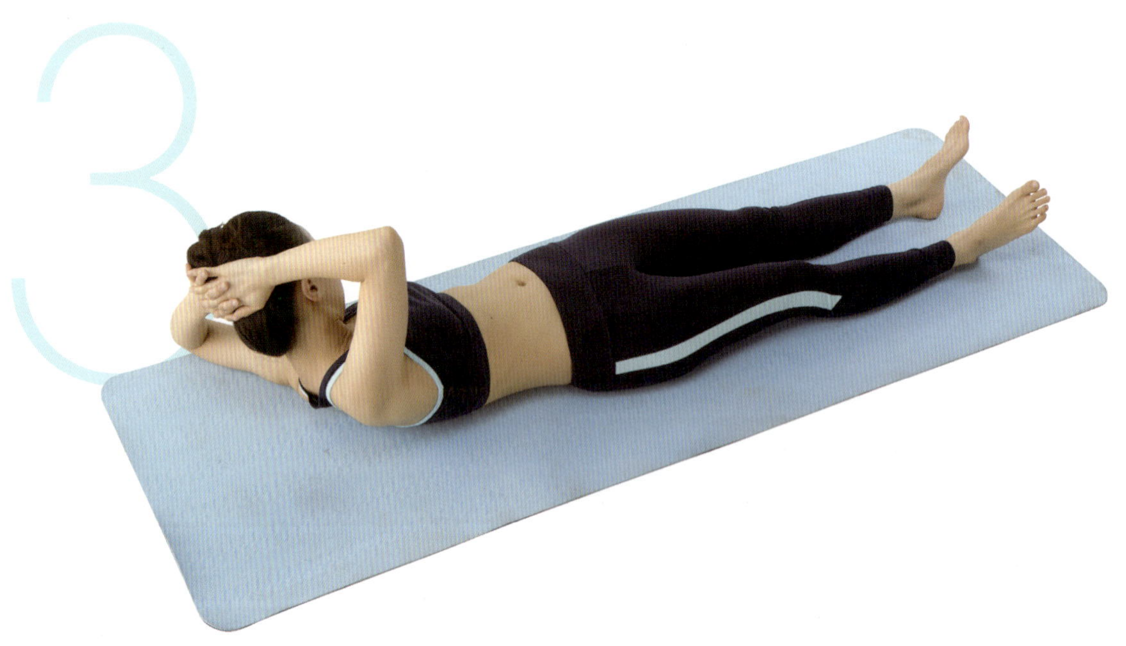

1번 자세로 돌아왔다가 다시 양손에 힘을 준 채 왼쪽 팔꿈치가 바닥에 닿도록
어깨를 돌린다.

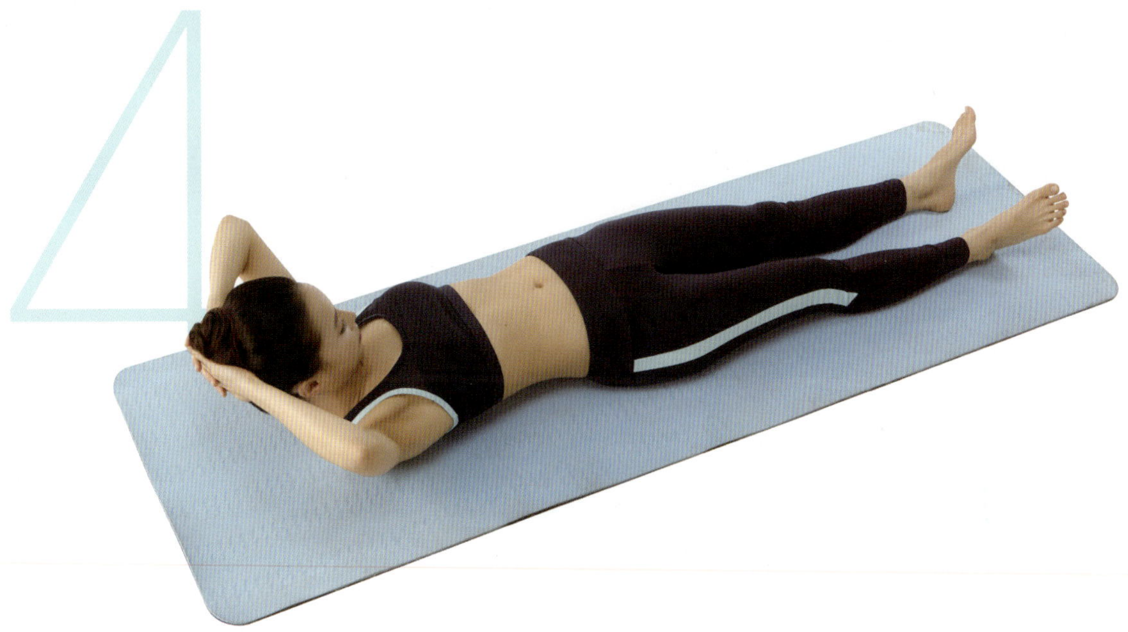

1번 자세로 돌아와 양쪽 어깨가 최대한 들릴 정도로 머리를 들어 올린다. 양손에
힘을 주어 최대한 뒷목을 늘여준다. 2~4번 동작을 반복하며 30회 실시한다.

팔

팔 라인 다듬기

30회

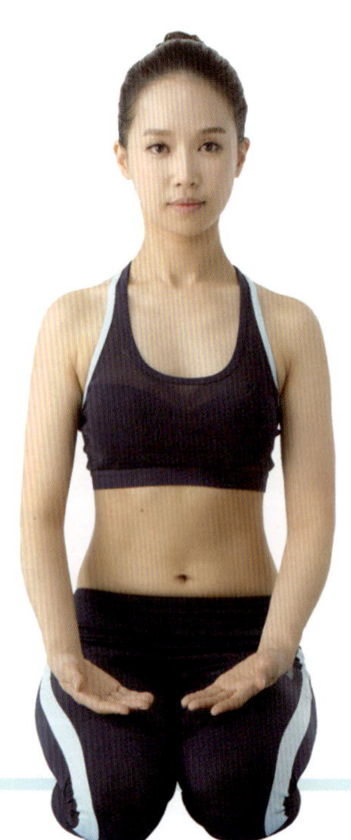

무릎을 꿇고 허리를 세워 앉는다. 귓구멍과 어깨선이 일직선상에 오도록 최대한 턱을 뒤로 밀어서 경추 교정 기본 자세를 취한다. 이때 손바닥은 천장을 향하도록 허벅지 위에 올린다.

효과 팔 근육을 강화하고 탄력을 주어 전체적으로 팔 라인을 곧게 만드는 동작이다.
팔과 어깨 통증 해소에 탁월하며, 틈틈이 시행하면 손끝이 저린 증상도 개선된
다. 또한 혈액순환도 원활히 해준다.

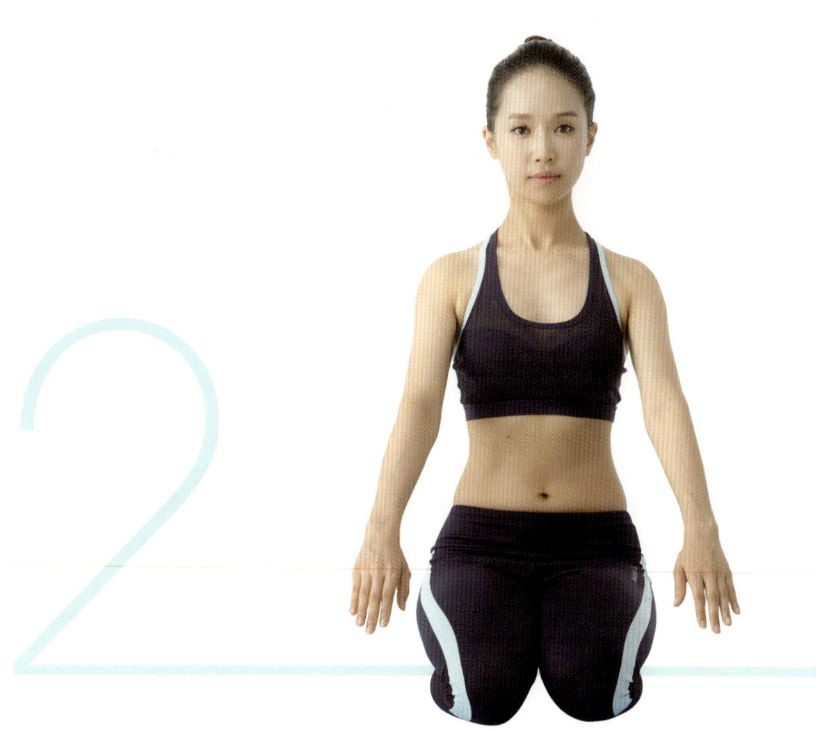

양팔을 바닥에서 10cm 정도 높이로 들어 올린다. 이때 팔꿈치는 쭉 펴고 손
등은 천장을 향한다.

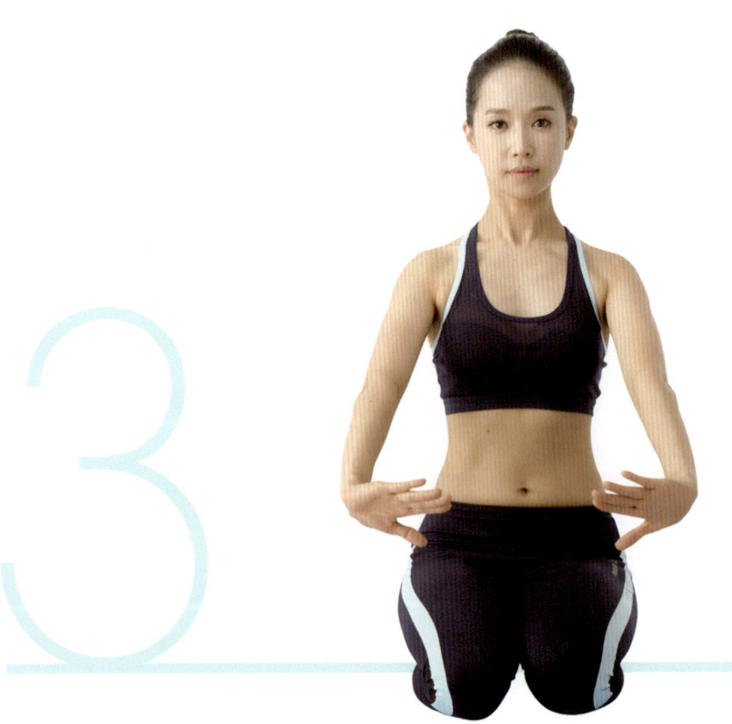

3

팔에 힘을 주고 팔 근육을 비틀어 짜는 느낌으로 손끝을 몸 안쪽으로 회전시
킨다.

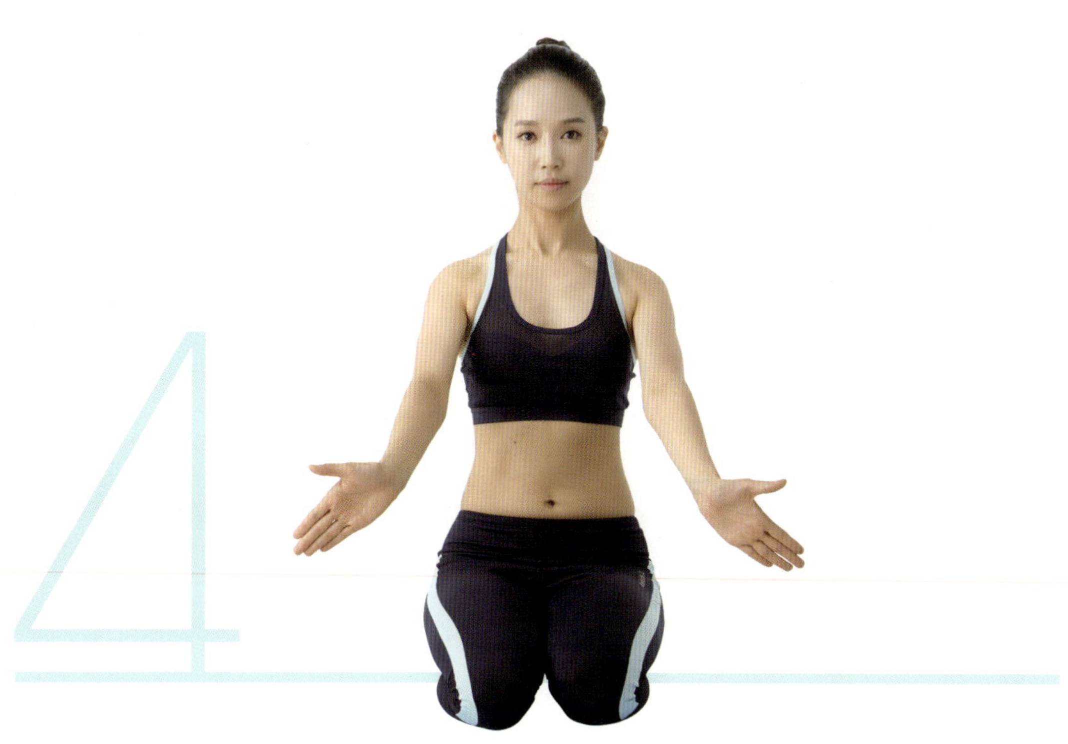

그대로 팔에 힘을 준 채 손끝을 몸 바깥쪽으로 회전시킨다. 1초에 2회 동작할
수 있도록 3~4번 동작을 빠른 속도로 30회 실시한다.

어깨 정렬해 팔뚝살 빼기

30회

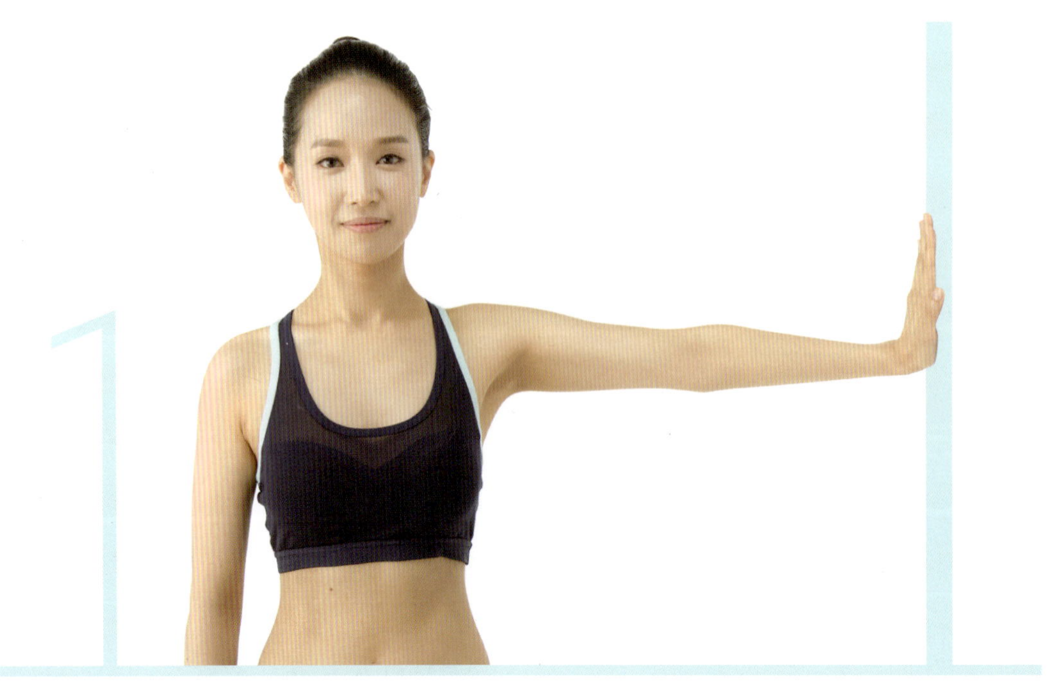

다리를 어깨너비로 벌리고 선다. 왼팔을 일자로 쭉 펴 손바닥을 벽에 댄다. 이
때 벽을 밀듯이 힘을 주어 팔을 곧게 편다.

NG

손바닥이 벽에서 떨어지면 교
정 효과가 없다. 손바닥으로 벽
을 밀듯이 팔에 힘을 주어 동작
한다.

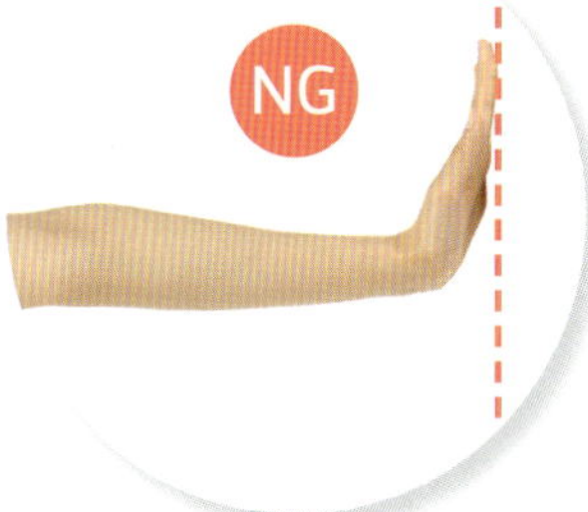

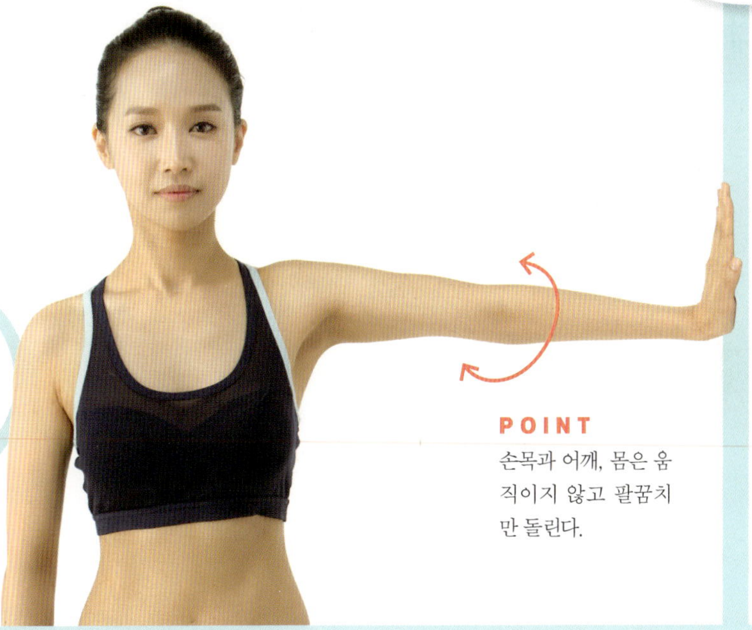

POINT
손목과 어깨, 몸은 움
직이지 않고 팔꿈치
만 돌린다.

손바닥을 벽에 고정한 채 팔꿈치만 몸 안쪽으로 돌린다. 팔 안쪽 근육을 늘리
는 느낌으로 5초간 자세를 유지한 다음 1번 자세로 돌아온다. 다시 팔꿈치를
몸 바깥으로 돌려 5초간 자세를 유지한 다음 1번 자세로 돌아온다. 30회 반복
한 후 오른팔도 같은 방법으로 실시한다.

등

굽은 등 펴기

3회

POINT
여성들의 경우 브래지어 끈이
지나가는 부위가 가장 많이 굽
어 있다.

헤어 스프레이 용기나 살충제 용기 같이 단단한 원통형 물체를 수건으로 감싼
다음 등이 굽었을 때 가장 높이 튀어나온 부위에 대고 눕는다. 손바닥이 바닥
을 향하도록 양팔을 몸통 옆에 자연스럽게 내려놓는다.

 등이 앞으로 굽으면 등 라인이 두루뭉술해지면서 상체가 둔해 보인다. 굽어 있는 등 근육을 반듯하게 펴면 체중 변화 없이도 날씬해 보이는 효과가 있다. 몸 안에서 장기가 압박되어 약해진 소화력도 좋아진다.

POINT

침대 모서리에 굽은 등이 닿도록 누운 뒤 상체를 뒤로 젖혀 침대 밖으로 팔을 뻗으면 자극이 더 세다.

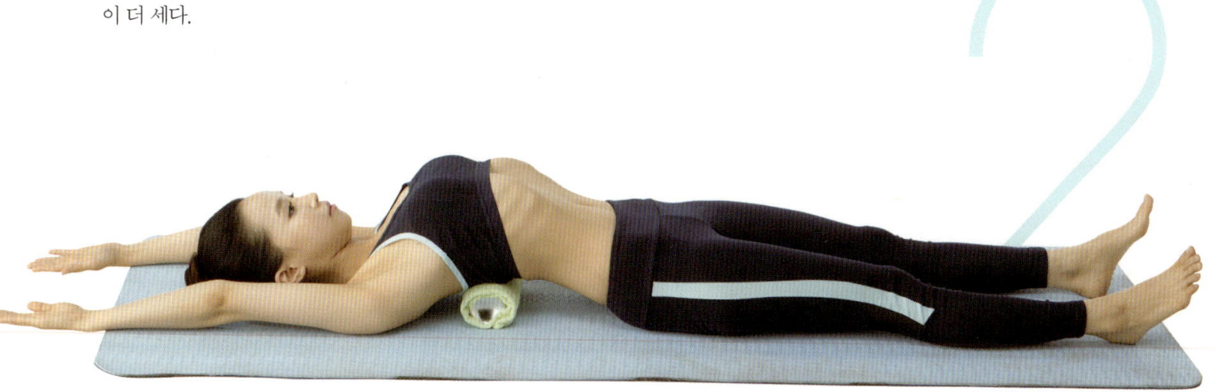

손등이 바닥에 닿도록 양팔을 그대로 머리 위로 쭉 넘긴다. 5분간 자세를 유지한 다음 1번 자세로 돌아와 3회 실시한다.

등

곡선이 살아 있는 등 라인 만들기

20회

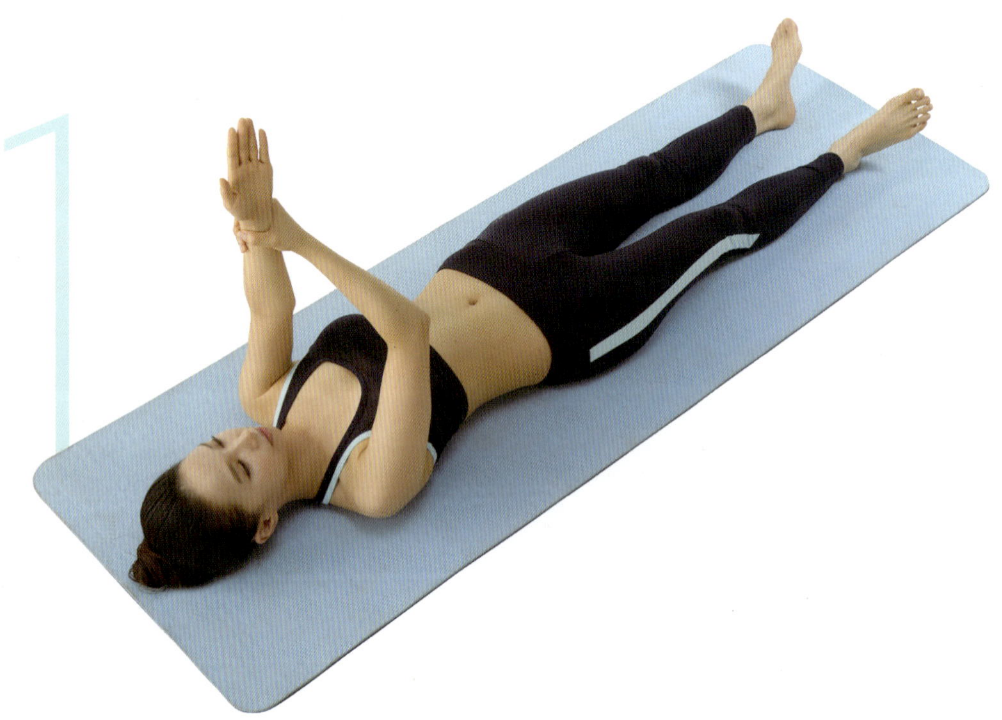

등을 대고 눕는다. 왼팔을 수직으로 뻗어 올린 후 오른손으로 왼쪽 손목을 잡
는다.

효과 목과 어깨가 움츠러들면 자연스레 견갑골(날개뼈)과 팔의 형태가 틀어져 척추의 모양이 변형된다. 이 동작은 견갑골의 좌우 대칭을 맞추고, 변형된 척추를 바로잡아 목부터 어깨, 등까지 자연스러운 굴곡을 되찾아준다.

2

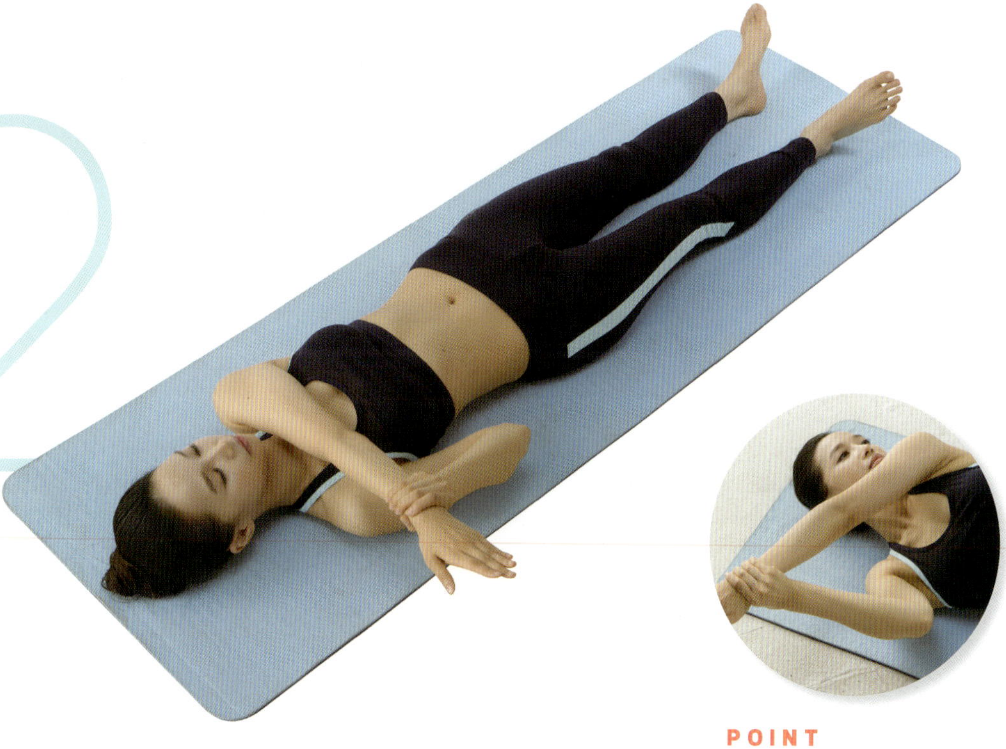

POINT
어깨가 살짝 들릴 정도로 팔꿈치를 쭉 펴고 잡아당긴다.

왼팔을 오른쪽 바닥을 향해 최대한 잡아당긴다. 20회 반복한 후 반대쪽도 같은 방법으로 실시한다.

등

매끄러운 등 라인 만들기

20회

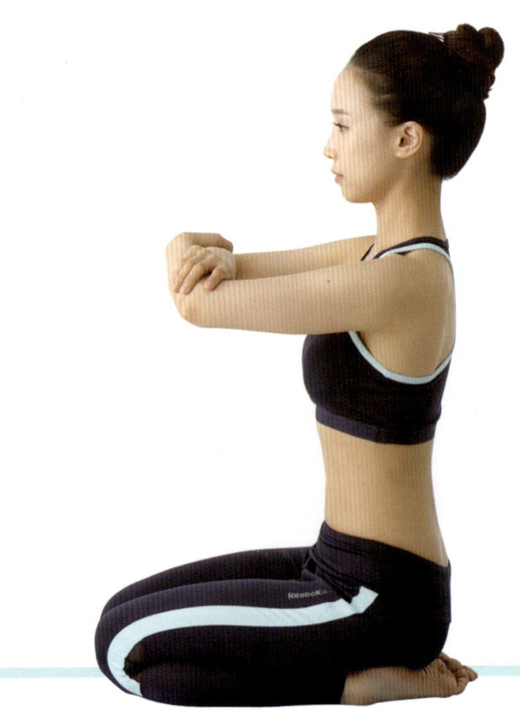

무릎을 꿇고 허리를 세워 앉는다. 귓구멍과 어깨선이 일직선상에 오도록 최
대한 턱을 뒤로 밀어서 경추 교정 기본 자세를 취한다. 팔을 들어 가슴 앞에서
교차해 양쪽 팔꿈치 윗부분을 잡는다.

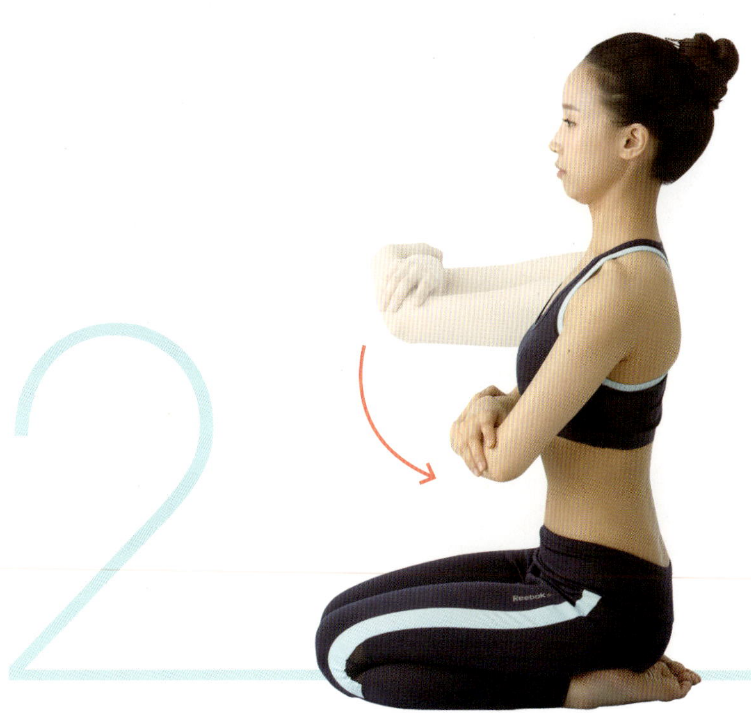

팔을 바깥 방향으로 밀듯 힘을 주고 몸에 닿지 않을 높이까지 내렸다가 1번 자세로 돌아온다. 이때 목은 움직이지 않게 고정한 채 턱을 최대한 뒤로 밀어내는 자세를 유지한다. 20회 실시한다.

말랑말랑한 복부에 탄력 주기

10회

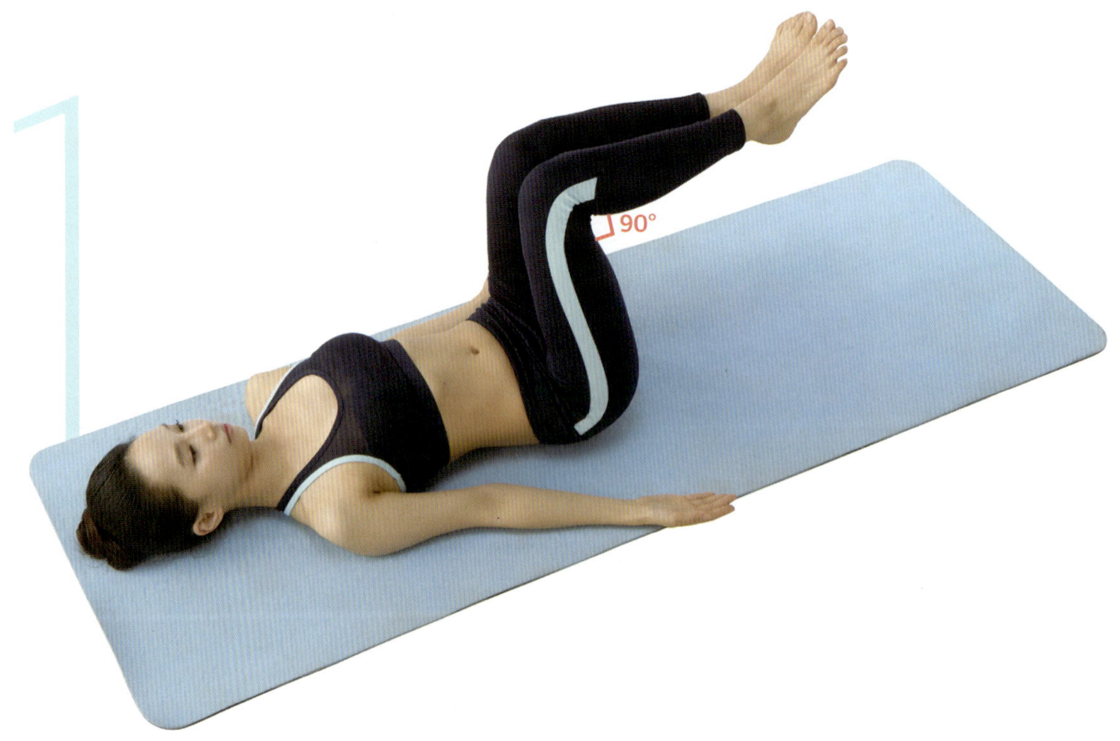

등을 대고 바닥에 눕는다. 손등은 바닥에 댄다. 두 다리를 붙여 무릎이 직각이
되도록 들어 올린다.

집에서 누워 쉽게 할 수 있는 복근 운동으로, 배 근육의 이완과 수축을 반복해 힘없이 말랑거리는 복부를 평평하게 만든다. 복부를 스트레칭하고 늘어진 근육을 강화하면 배가 납작해지면서 척추가 제자리로 맞춰진다.

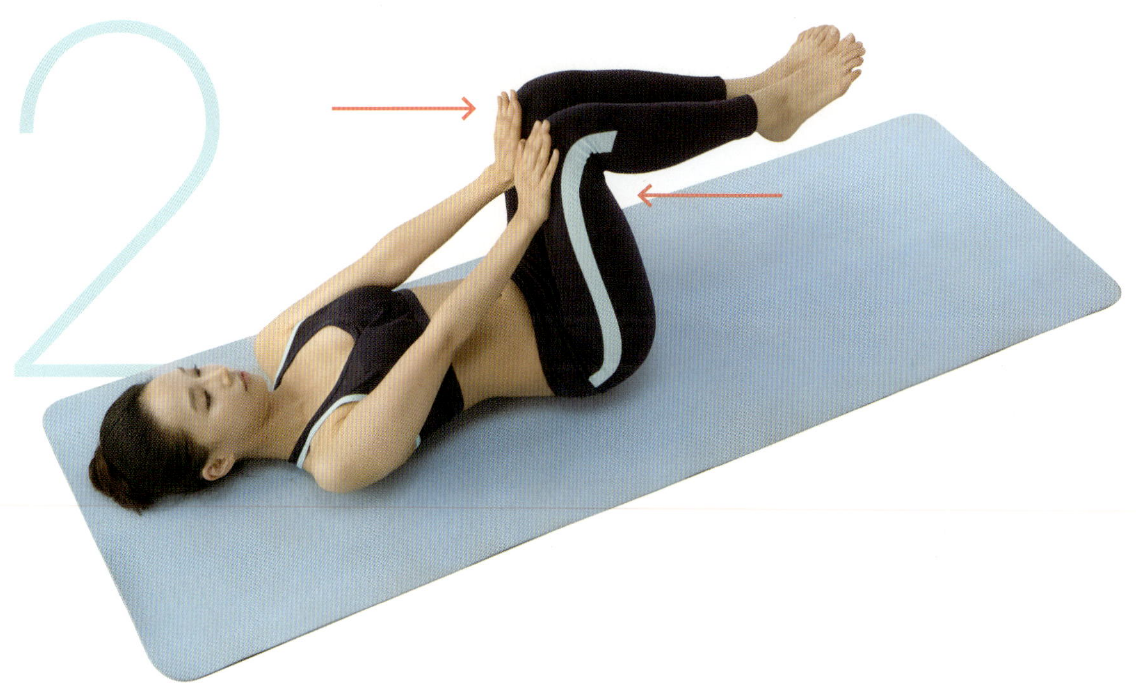

다리에 힘을 주고 양손으로 무릎을 강하게 밀어내는 자세를 10초간 유지한다. 팔꿈치는 쭉 펴서 강하게 무릎을 밀고 무릎은 몸 쪽으로 당기듯 힘을 준다. 1번 자세로 돌아와 10회 실시한다.

11

척추 곧게 펴서 뱃살 빼기

10회

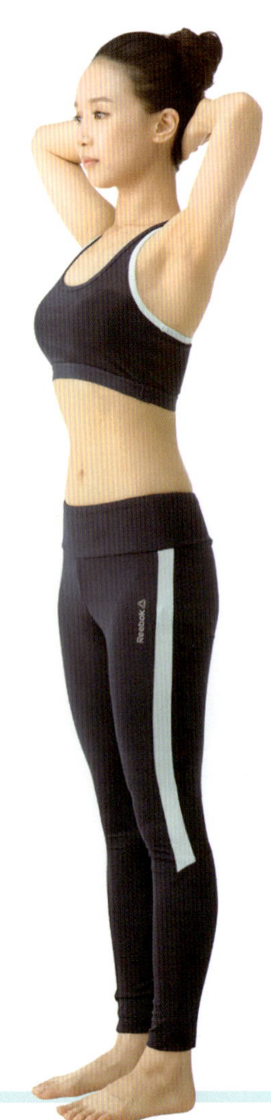

1

다리를 어깨너비로 벌리고 허리를 세워 똑바로 선다. 양손을 깍지 껴서 머리
뒤에 댄다.

효과 척추가 앞으로 밀려 나오거나 골반 위치가 처지면 아랫배가 두툼하게 튀어나와 보인다. 이 체조를 하면 척추기립근이 강화되어 척추가 반듯하게 펴지면서 늘어지고 처진 뱃살이 탄탄하게 위로 잡아당겨진다.

2

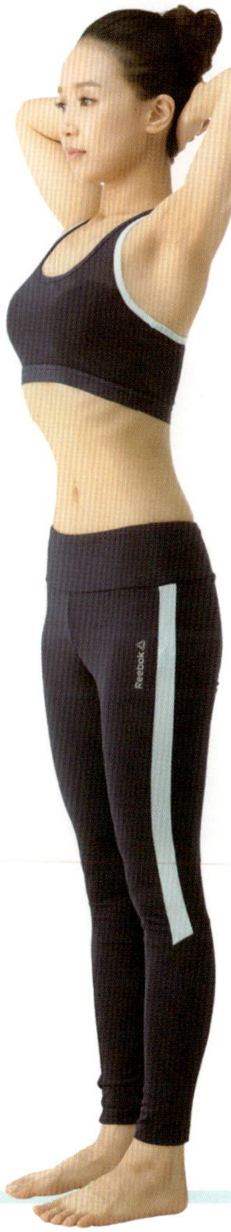

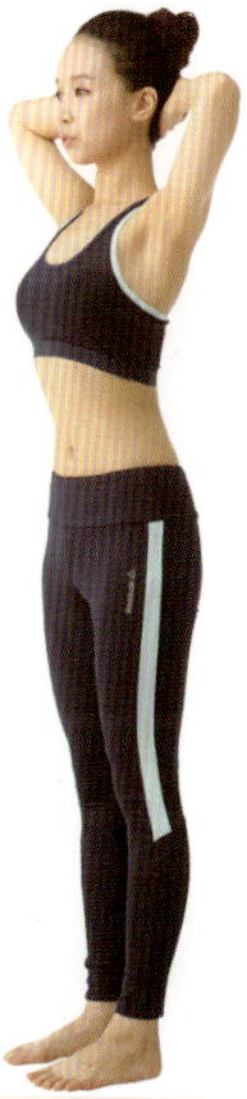

NG

입으로 숨을 내쉬거나 복부에서 힘을 빼면 체조 효과가 없다.

허리와 괄약근(항문)에 살짝 힘을 준 채 복부를 위로 잡아당기는 느낌으로 숨을 들이마신다. 깍지 낀 손에 힘을 주어 머리를 앞으로 미는 동시에 복부에 힘을 준다. 코로 천천히 숨을 내뱉으며 1번 자세로 돌아와 10회 실시한다.

잘록한 옆구리 만들기

10회

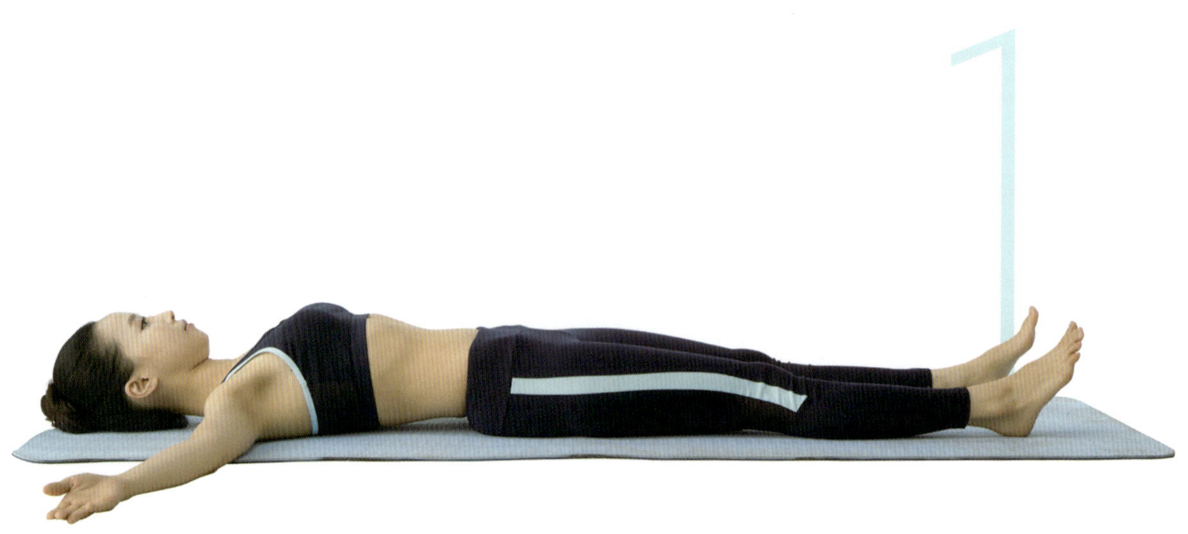

등을 대고 누워 양팔을 넓게 벌리고 손등은 바닥에 댄다.

효과 허리와 엉덩이의 라인, 즉 옆구리가 일자로 밋밋하게 떨어지면 몸 전체가 둥글 둥글해 보이기 쉽다. 평소 잘 사용하지 않는 허리 근육을 강화하는 동작으로 허리부터 엉덩이까지 굴곡진 라인을 만들 수 있다.

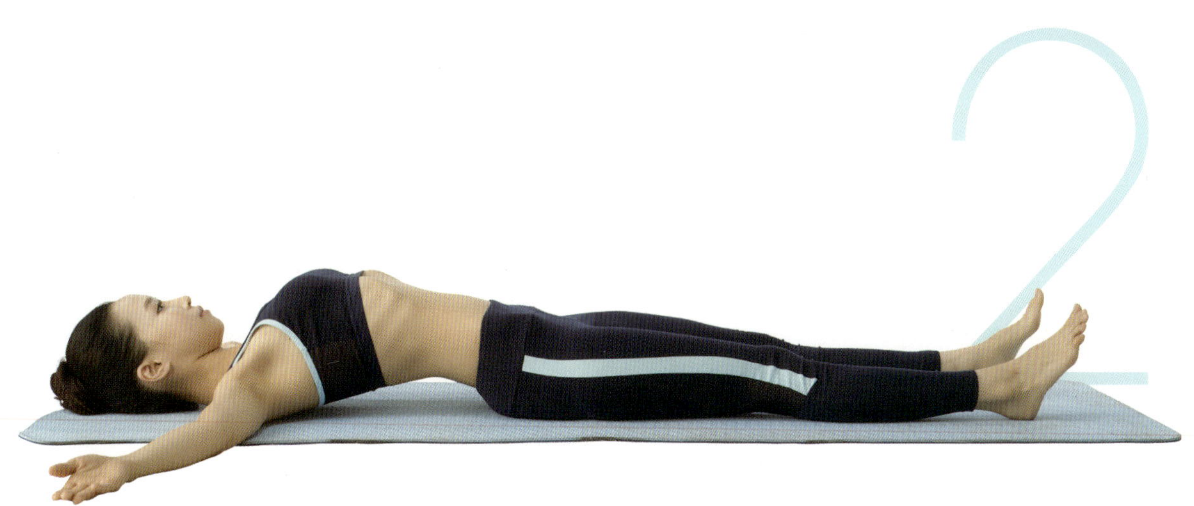

어깨와 엉덩이는 바닥에 고정한 채 허리만 위로 들어 올린다. 팔이 아니라 허리에 힘을 주고, 엉덩이가 바닥에서 뜨지 않도록 주의한다. 10초간 자세를 유지한 다음 1번 자세로 돌아온다. 10회 실시한다.

허리 좌우 밸런스 맞추기

10회 ✔ 오른쪽 허리 근육이 왼쪽보다 짧은 상태

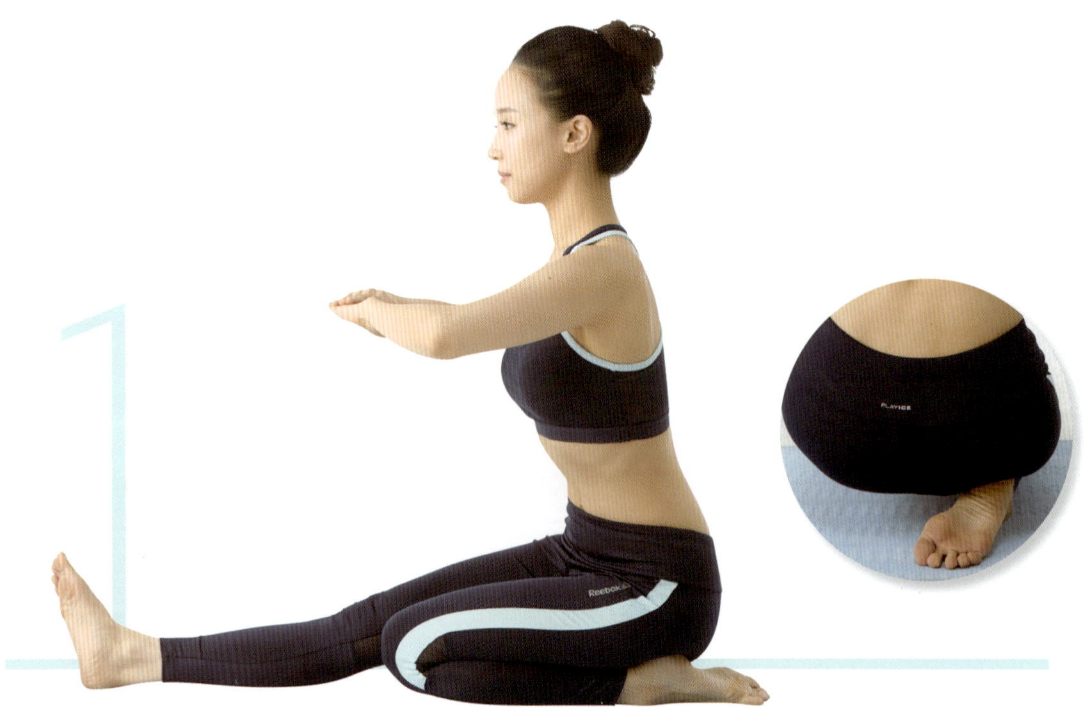

무릎을 꿇고 앉은 다음 오른쪽 다리를 편다. 이때 뒤로 접은 왼쪽 다리의 발뒤꿈치가 엉덩이 한가운데 위치하도록 앉아 엉덩이를 받치고 허리를 편다. 양손은 절을 하듯 포개어 가슴 위치까지 들어 올린다.

효과 좌우 허리 근육의 길이가 다르면 허리선이 달라지고, 몸이 한쪽으로 기울면서 신체 균형이 깨지며 외형상 보기에 좋지 않다. 이 체조로 짧은 쪽 허리 근육을 늘리면 허리 라인이 대칭으로 교정되고 허리도 곧게 펴진다.

> **TIP 셀프 체크** 양반다리를 하고 앉아서 허리 뒤쪽에 양손을 댄다. 한쪽이 더 쏙 들어간다면 좌우 허리 근육 길이가 맞지 않는 상태이다. 더 쏙 들어간 쪽 다리를 펴고 앉아 반대쪽으로 절을 하듯 상체를 숙여 허리 근육을 늘린다.

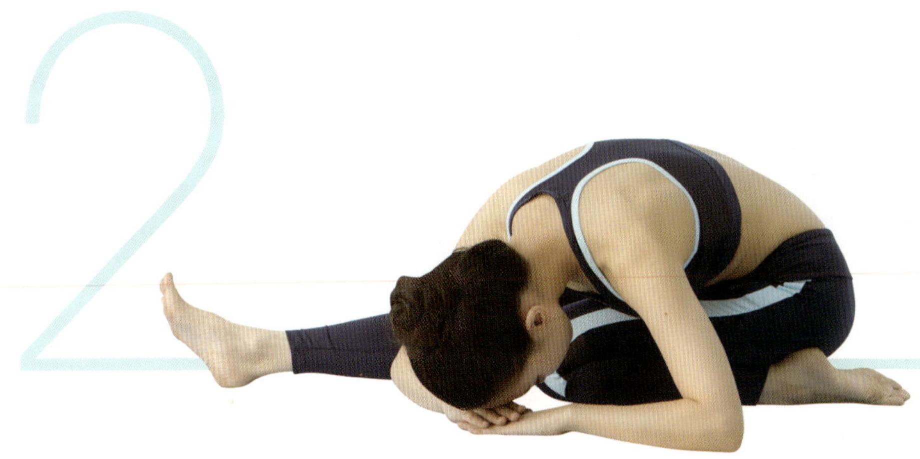

왼쪽으로 상체를 돌려 절을 하듯 깊숙이 숙인다. 손등에 이마를 대고 10초간 자세를 유지한 후 1번 자세로 돌아온다. 이때 이마가 손등에 완전히 닿지 않는다면 허리 근육이 시원하게 늘어나는 느낌이 들 정도로만 상체를 숙여도 된다. 10회 실시한다.

유연하고 튼튼한 허리 근육 만들기

50회

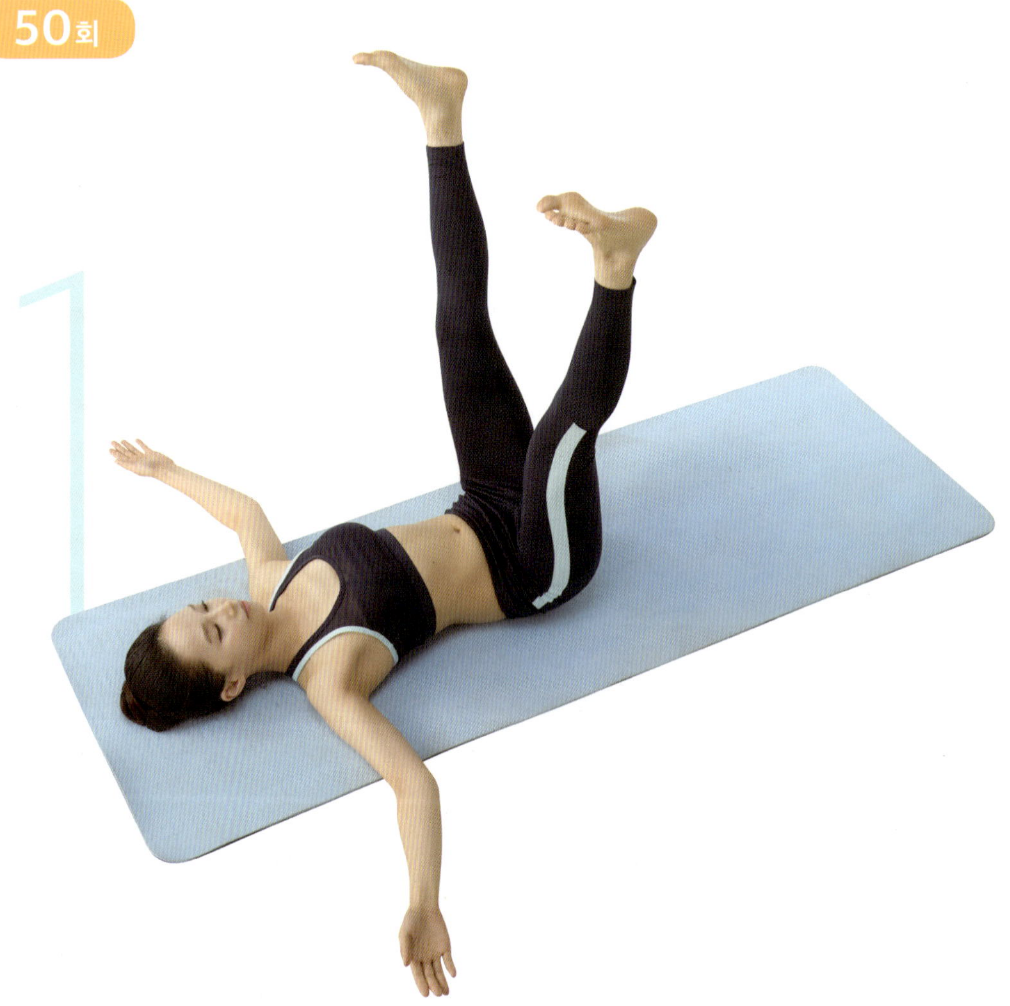

등을 대고 누워 양팔을 넓게 벌리고 손등을 바닥에 댄다. 몸과 직각을 이루도
록 다리를 곧게 펴 들어 올리고, 어깨너비보다 넓게 벌린다.

효과 허리 근육이 튼튼하고 유연해야 허리 라인이 예뻐지고 탄탄해진다. 이 동작은 허리 근육을 강화해 허리를 슬림해 보이게 만든다. 허리를 구부릴 때 생기는 통증 완화에도 효과적이므로 틈틈이 실시하면 좋다.

2

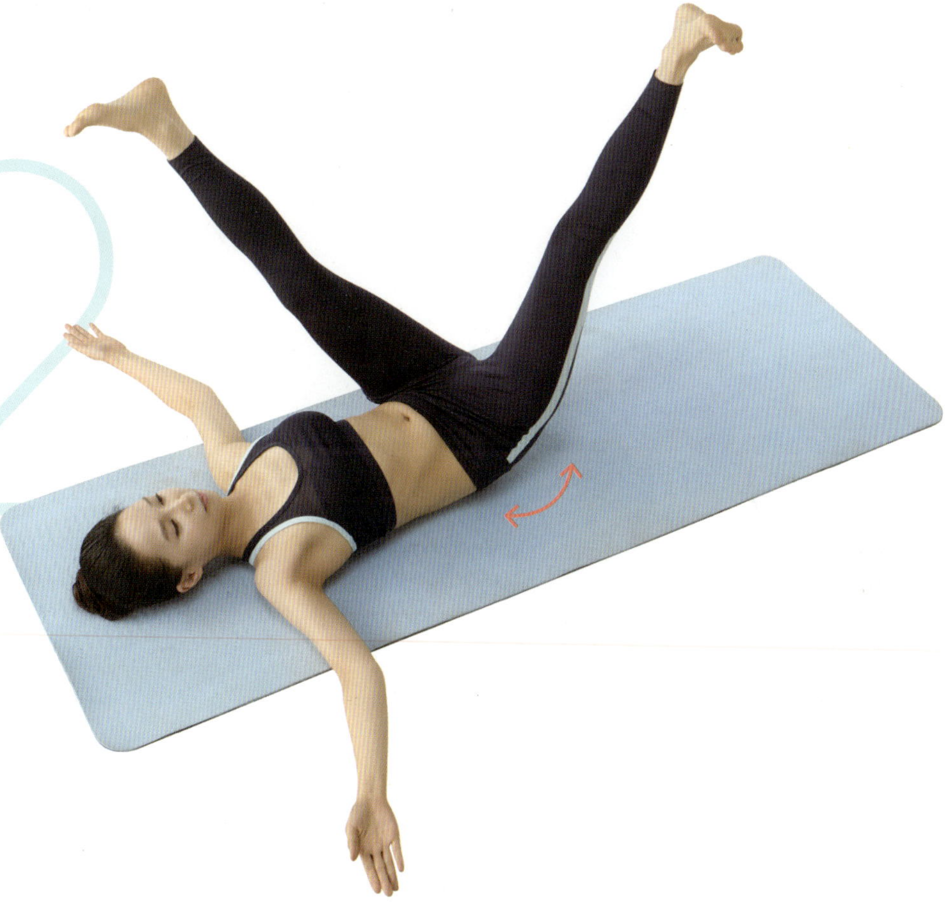

무릎이 구부러지지 않도록 주의하며 허리를 좌우로 돌린다. 빠른 속도로 50회 실시한다.

탄력 있는 뒤태 만들기

20회

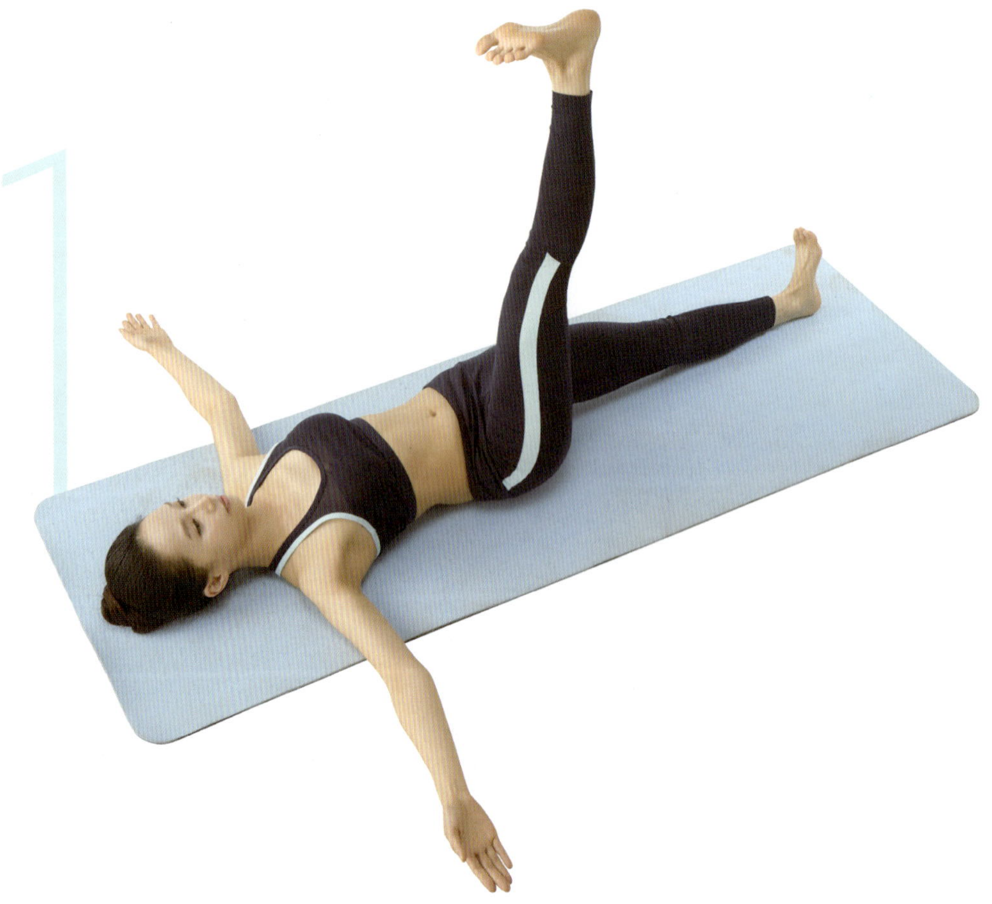

등을 바닥에 대고 누워 양팔을 넓게 벌리고 손등을 바닥에 댄다. 오른쪽 다리
를 곧게 펴서 수직으로 들어 올린다. 이때 발등을 몸 안쪽으로 당긴다.

효과 의자에 앉아 있는 시간이 길수록 다리 뒤쪽 근육이 경직되고 짧아진다. 허리부터 다리 뒷면의 근육을 충분히 늘려주면 다리 라인에 탄력이 생기고 더불어 허리 통증도 해소된다.

2

오른쪽 다리를 왼쪽으로 기울여 바닥을 찍고 1번 자세로 돌아온다. 20회 반복한 후 반대쪽도 같은 방법으로 실시한다.

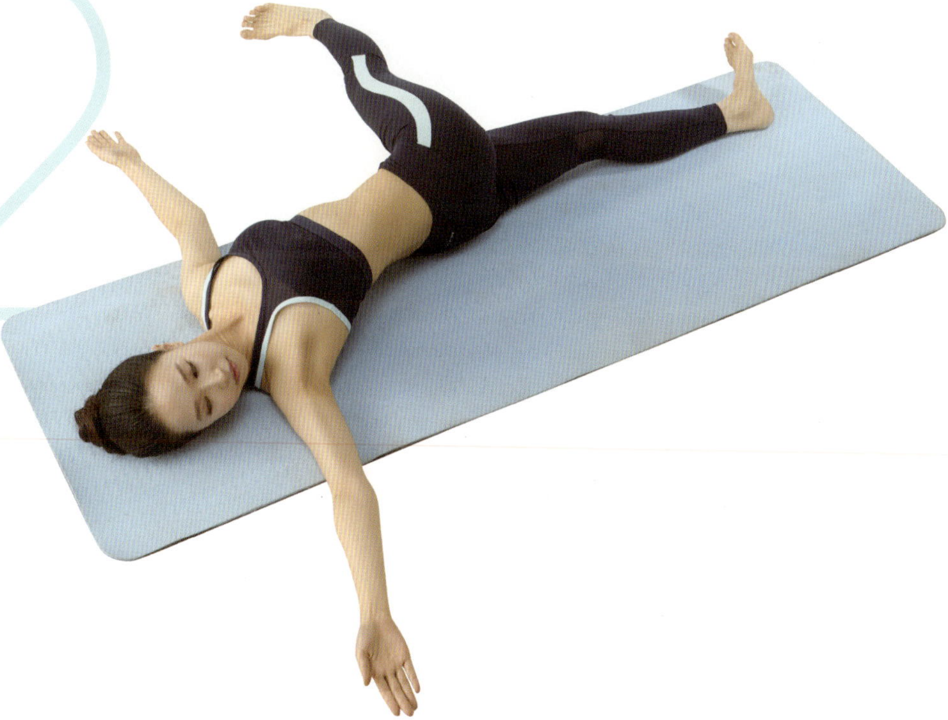

고관절 제자리로 이동시키기

20회

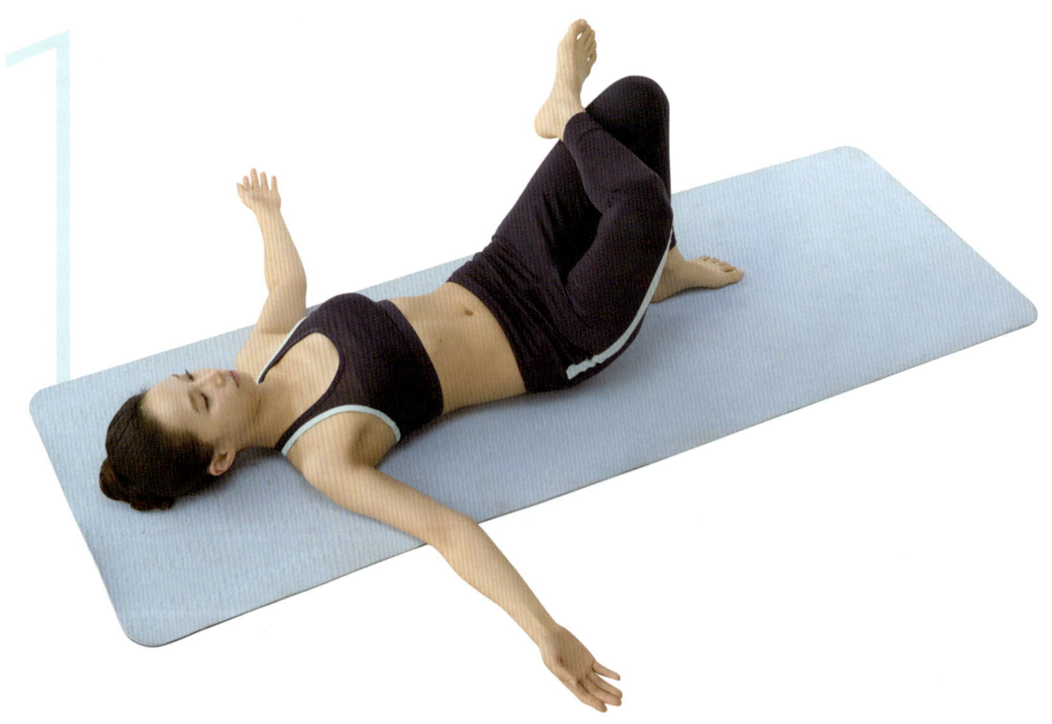

등을 대고 누워 양팔을 넓게 벌리고 손등은 바닥에 댄다. 왼쪽 무릎은 접어 세
우고 오른쪽 발목이 왼쪽 무릎 위쪽에 닿도록 접어 올린다.

 골반과 허벅지를 잇는 고관절은 다리의 형태에 큰 영향을 미치는데, 고관절이
비틀리면 다리 모양이 O자나 X자로 변형된다. 이 동작은 뒤틀려 있는 고관절
을 제자리로 이동시키며 허리와 하체 근육을 정리해주는 데 효과적이다.

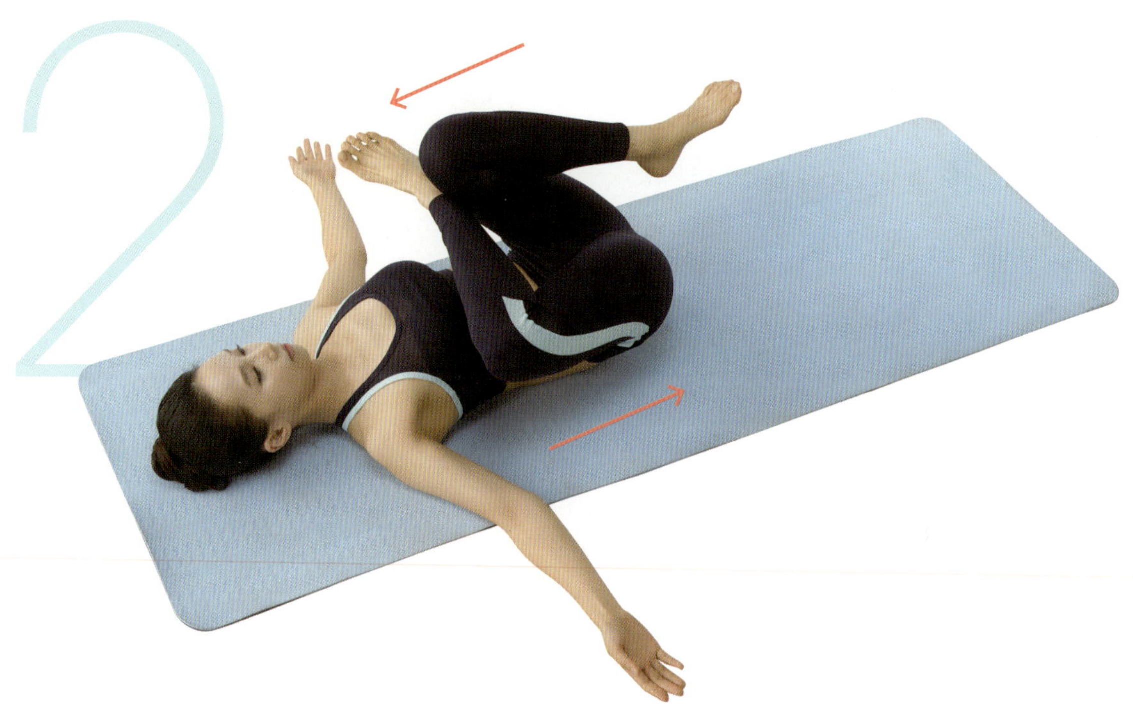

허리가 바닥에서 뜰 정도로 두 다리를 가슴 쪽으로 끌어당긴다. 이때 왼쪽 고
관절에 힘이 실리도록 왼쪽 무릎은 가슴 쪽으로 당기고, 오른쪽 무릎은 반대
방향으로 민다.

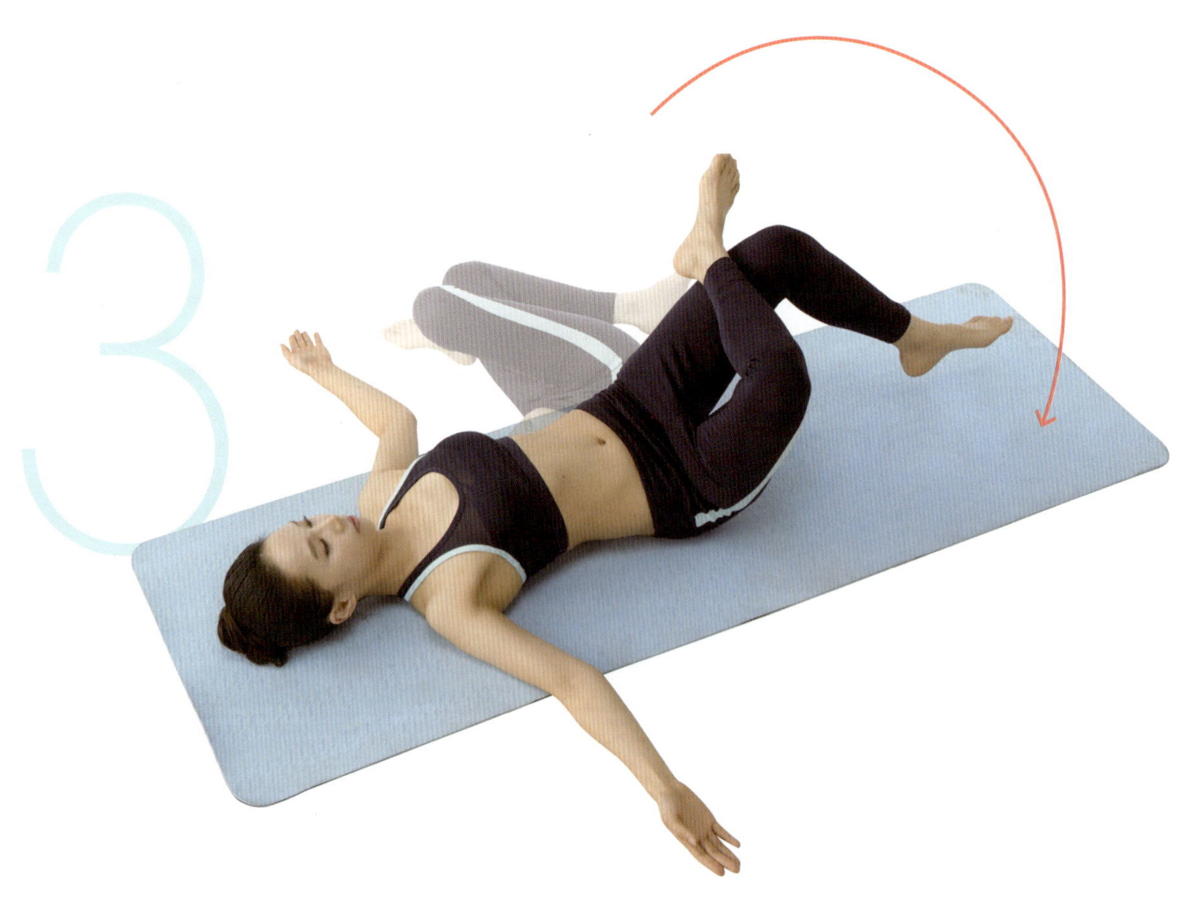

자세를 유지한 채 두 다리를 시계 방향으로 한 바퀴 돌린다.

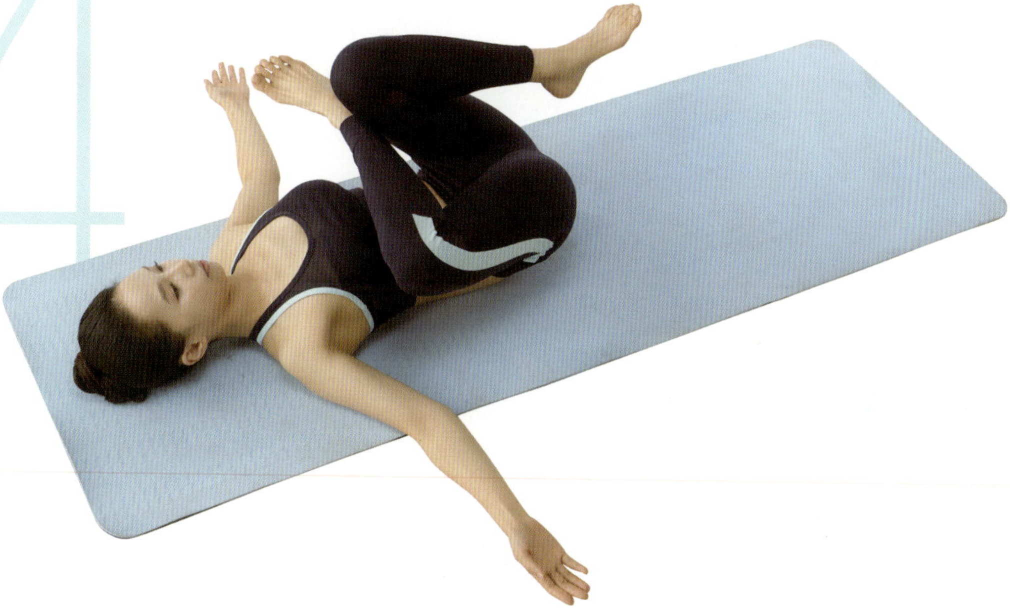

20회 반복한 후 반대쪽도 같은 방법으로 실시한다.

탄력 있는 엉덩이 라인 만들기

20회

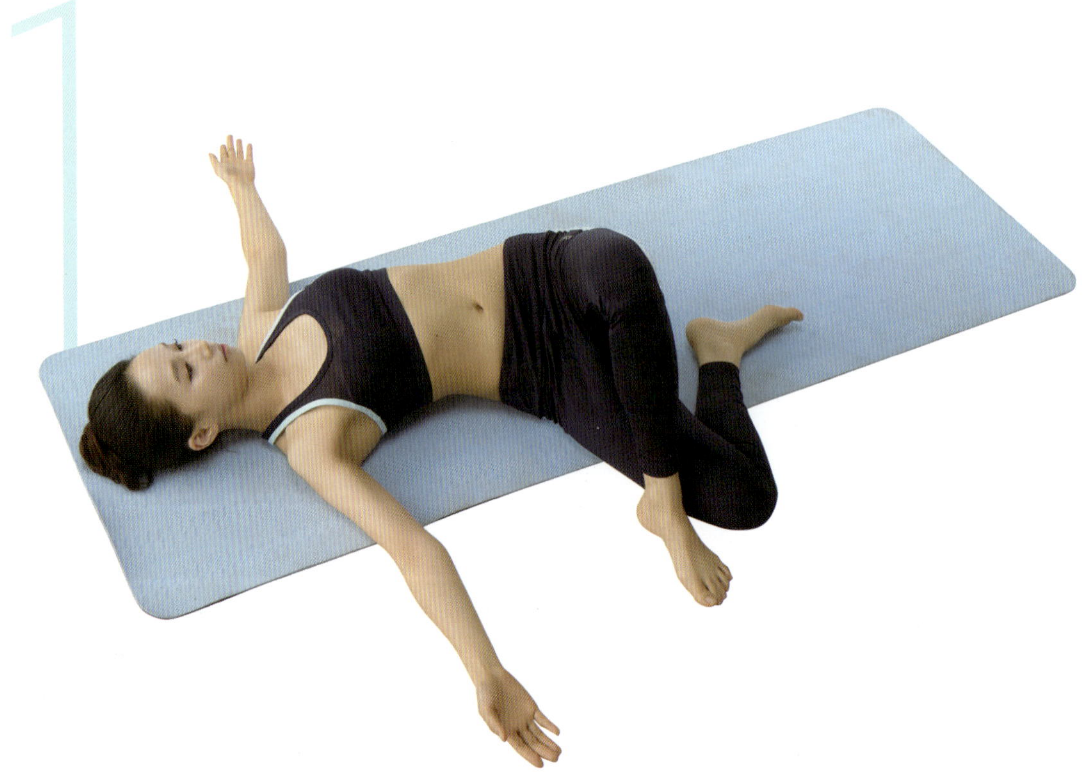

등을 대고 누워 양팔을 넓게 벌리고 손등은 바닥에 댄다. 오른쪽 무릎을 접어
바깥으로 벌린 다음 발뒤꿈치를 왼쪽 엉덩이 아래쪽에 댄다. 왼쪽 발바닥은
오른쪽 무릎 위쪽 바닥을 짚는다.

POINT

왼쪽 엉덩이 뒤쪽이 강한 자극
을 받을 수 있도록 오른손과 왼
쪽 다리에 힘을 준다.

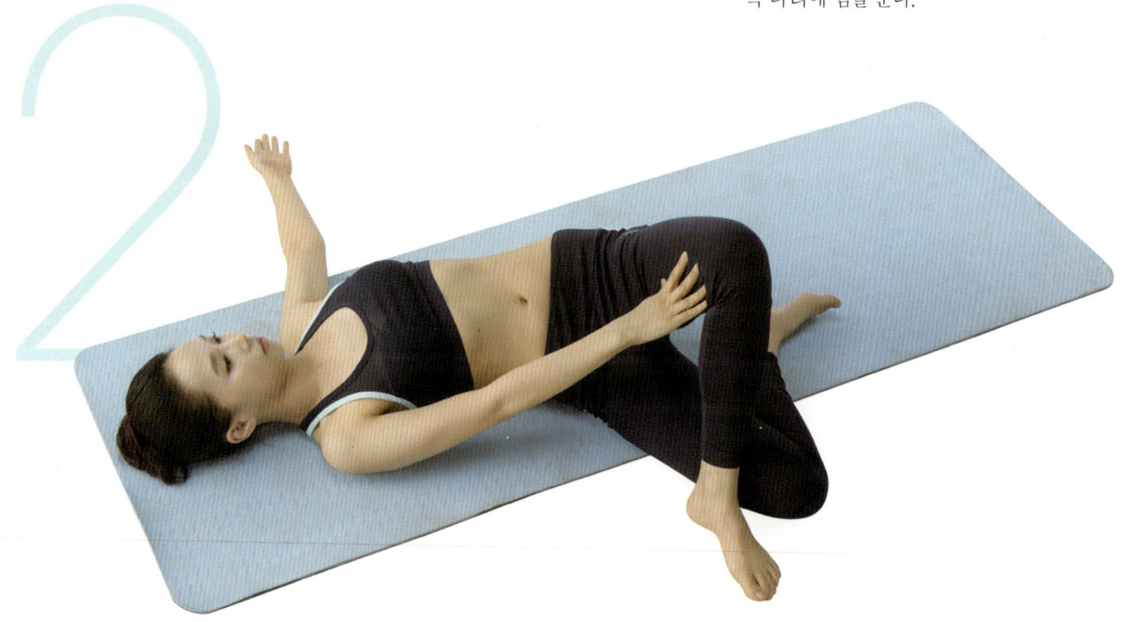

오른손으로 왼쪽 무릎을 5초간 밀었다가 1번 자세로 돌아온다. 20회 반복한
후 반대쪽도 같은 방법으로 실시한다.

허벅지 라인 매끄럽게 만들기

50회

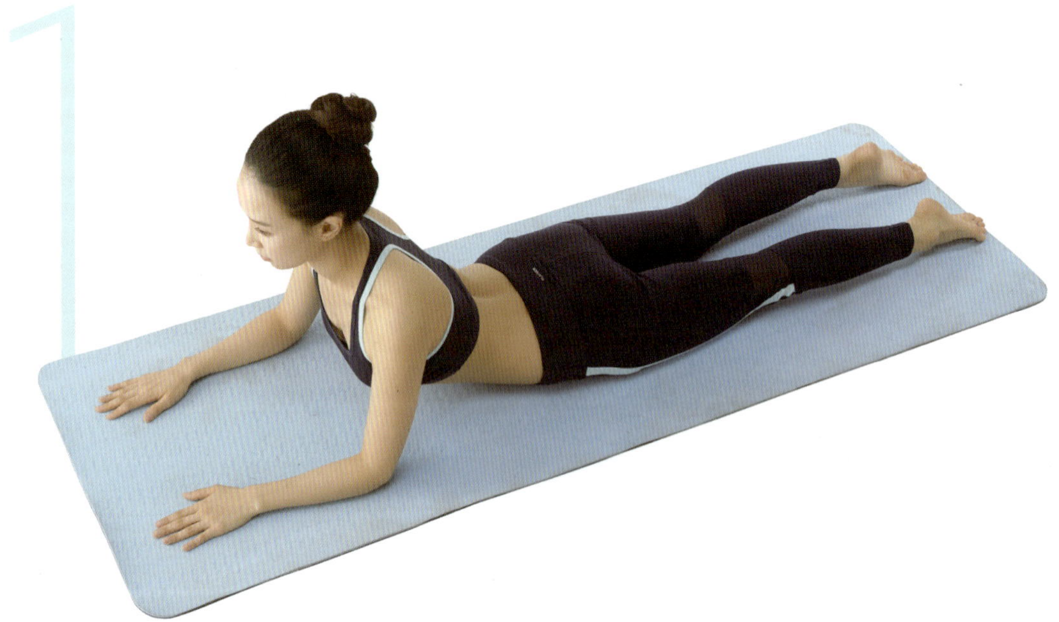

배를 대고 엎드린 후 팔꿈치를 구부려 상체를 세우고 손바닥으로 바닥을 지지
한다. 시선은 정면을 바라본다.

효과　허벅지 근육을 잘 쓰지 않으면 근육이 짧아진 채 경직되어 허벅지 앞쪽이 불룩하게 튀어나온다. 경직된 근육을 풀어주면 울퉁불퉁한 허벅지 앞면이 매끄럽게 다듬어진다.

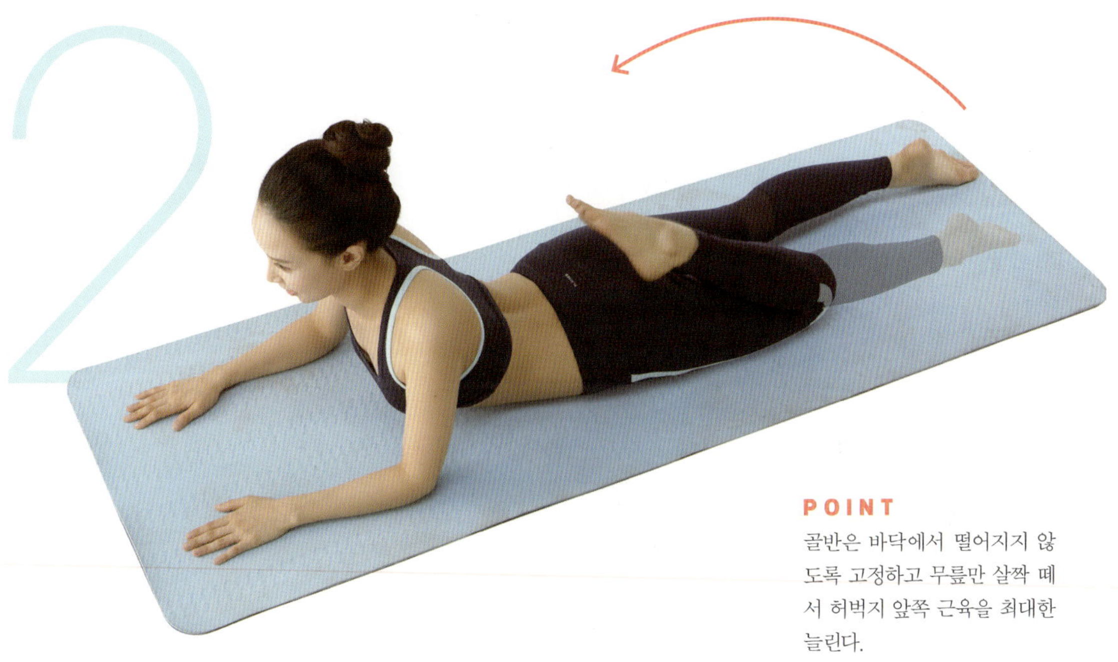

POINT

골반은 바닥에서 떨어지지 않도록 고정하고 무릎만 살짝 떼서 허벅지 앞쪽 근육을 최대한 늘린다.

왼쪽 무릎을 접어 발뒤꿈치로 엉덩이를 차고 다리를 가볍게 바닥으로 내린다. 1분에 50회를 할 정도로 빠르게 반복한 후 반대쪽도 같은 방법으로 50회 실시한다.

곧고 날씬한 다리 만들기

100회

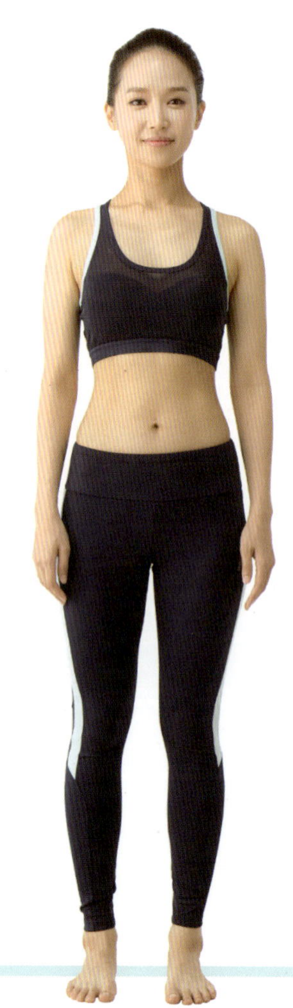

1

다리를 어깨너비로 벌리고 허리를 세워 똑바로 선다. 엉덩이가 딱딱
해지고 무릎에 힘이 들어갈 정도로 괄약근(항문)에 힘을 꽉 준다.

효과 'O자형 다리 일자로 만들기(p.122)' 체조나 'X자형 다리 일자로 만들기(p.124)' 체조 전 반드시 실시한다. 이 체조는 다리 근육을 강화해 고관절부터 무릎, 발목 관절을 제자리에 위치시켜, 다리를 곧게 펴는 데 효과적이다.

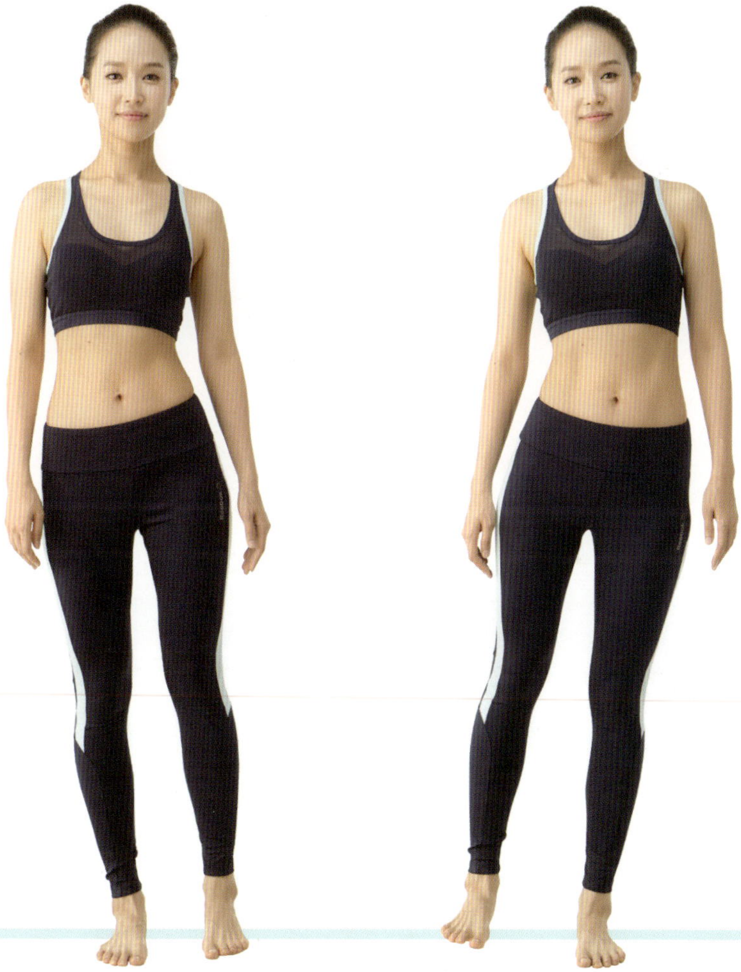

허리, 괄약근, 엉덩이에 힘이 들어간 상태를 유지하며 무릎이 구부러지지 않게 제자리걸음을 한다. 빠른 속도로 100회 실시한다.

다리

O자형 다리 일자로 만들기

50회×3세트

POINT

양쪽 다리의 길이가 다를 경우,
짧은 다리의 발끝이 앞으로 더
튀어나오도록 양발을 붙이고
동작한다.

CLOSE UP

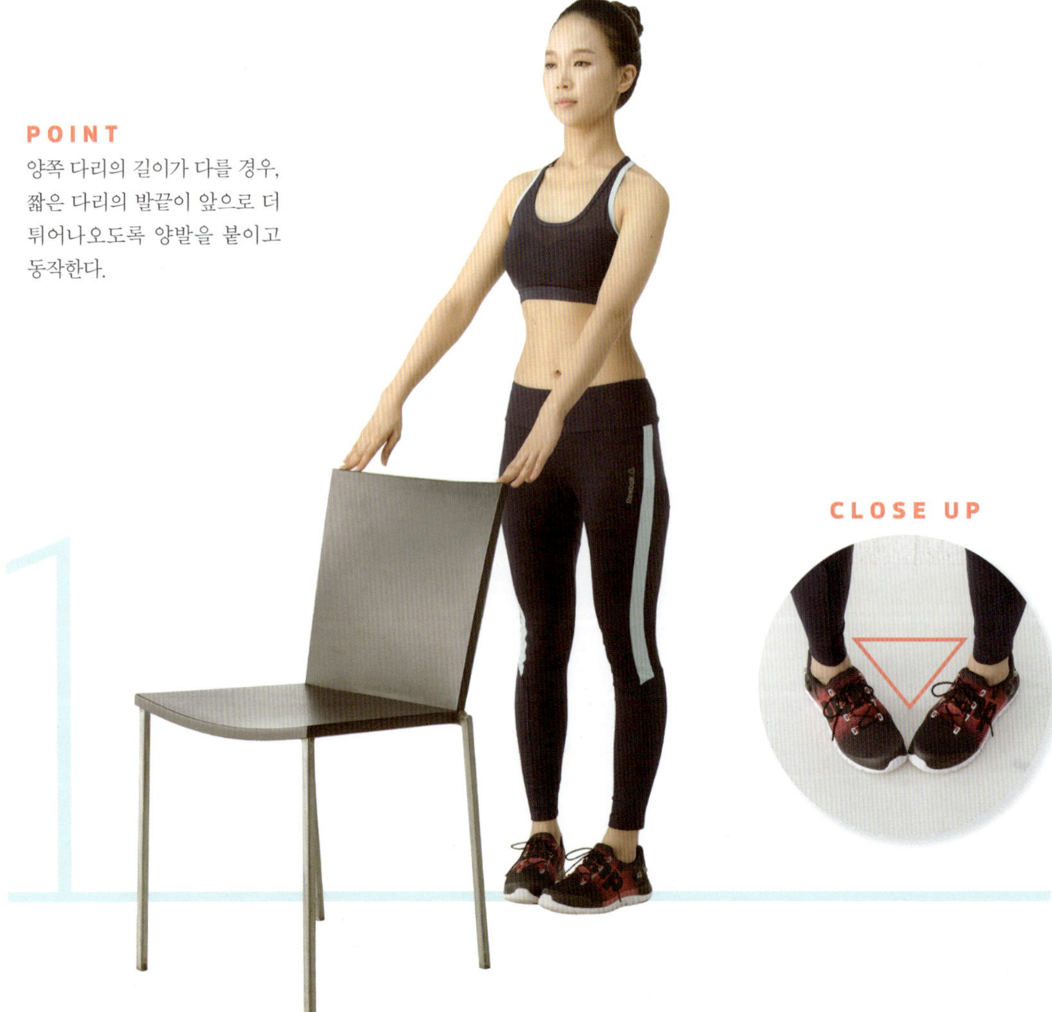

의자에서 30cm 정도 떨어져 선 다음 등받이에 손끝을 댄다. 발끝을 붙이고
양발이 정삼각형이 되도록 발뒤꿈치를 벌린다. 맨발로 실시하면 발끝이 점점
벌어져 교정 효과가 떨어지므로 반드시 운동화를 신고 동작한다.

효과 고관절이 몸 안쪽으로 말려들어가면 무릎이 바깥으로 돌아가 O자형 다리가 된다. 허리를 펴고 앉았다 일어서면서 골반 근육을 강화해 고관절을 제자리로 이동시키면 O자형 다리가 일자형으로 곧게 펴진다.

TIP 셀프 체크

· 일자형 다리
똑바로 섰을 때 허벅지와 무릎, 발뒤꿈치가 붙는다.

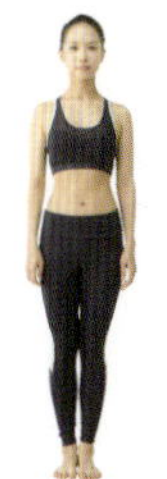

· O자형 다리
똑바로 섰을 때 허벅지와 무릎, 정강이가 붙지 않고 발뒤꿈치만 붙는다.

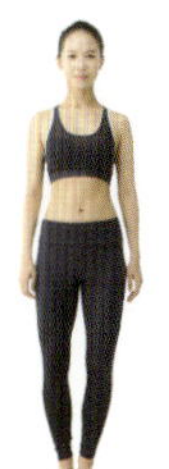

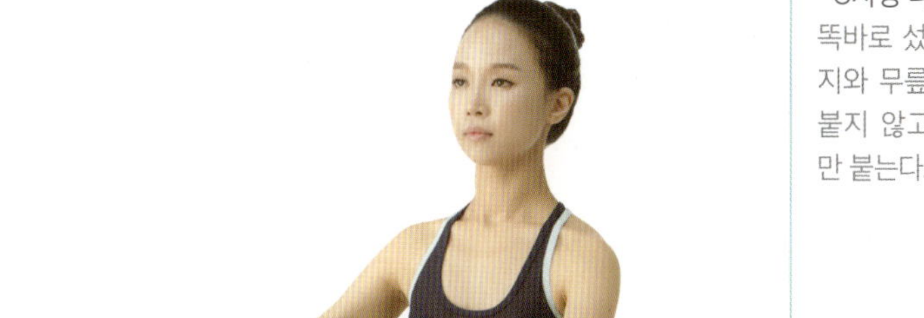

허리를 최대한 곧게 세운 채 등받이를 잡고 무릎이 세게 맞닿는 정도로 앉았다 일어난다. 1초에 1회씩 50회 실시한다. 연속해서 3세트를 하거나 하루 3세트 실시한다.

다리

X자형 다리 일자로 만들기

50회×3세트

POINT

양쪽 다리의 길이가 다를 경우,
짧은 다리의 발끝이 앞으로 더
튀어나오도록 양발을 붙이고
동작한다.

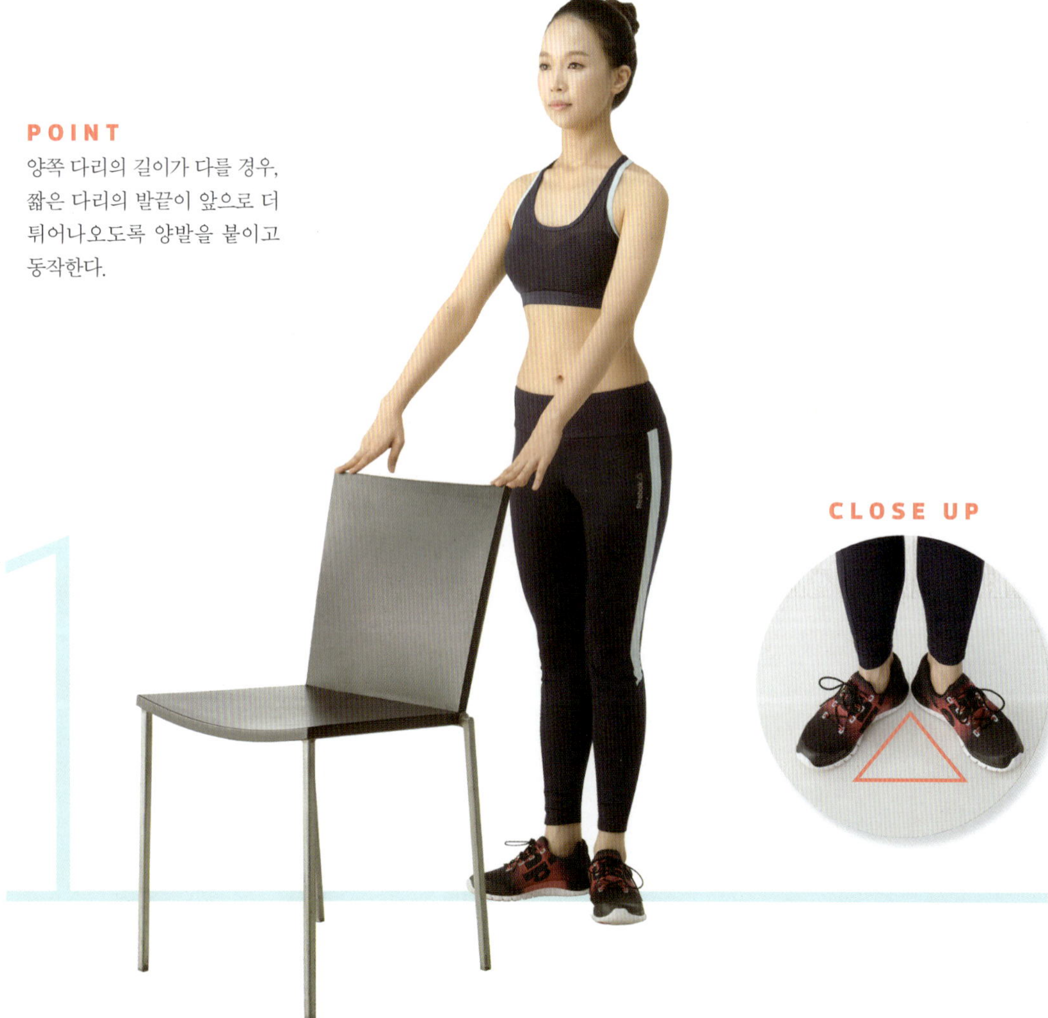

의자에서 30cm 정도 떨어져 선 다음 등받이에 손끝을 댄다. 발뒤꿈치를 붙이고 양발이 정삼각형이 되도록 발끝을 벌린다. 맨발로 실시하면 발뒤꿈치가 점점 벌어져 교정 효과가 떨어지므로 반드시 운동화를 신고 동작한다.

효과 중둔근(엉덩이 측면 근육)이 약해지면 고관절이 몸 바깥으로 틀어지고 무릎이 안으로 꺾여 X자형 다리가 된다. 이 체조를 꾸준히 하면 중둔근이 강화되어 고관절과 무릎 관절이 제자리에 맞춰지고 다리가 일자로 정렬된다.

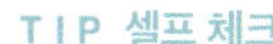

TIP 셀프 체크

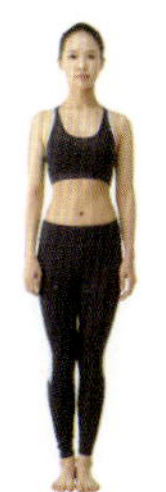

· 일자형 다리
똑바로 섰을 때 허벅지와 무릎, 발뒤꿈치가 붙는다.

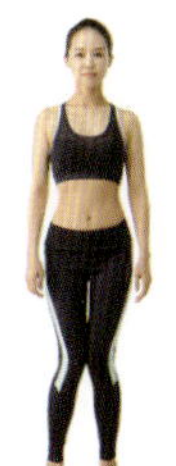

· X자형 다리
똑바로 섰을 때 허벅지와 무릎은 붙는데 정강이와 발뒤꿈치는 붙지 않는다.

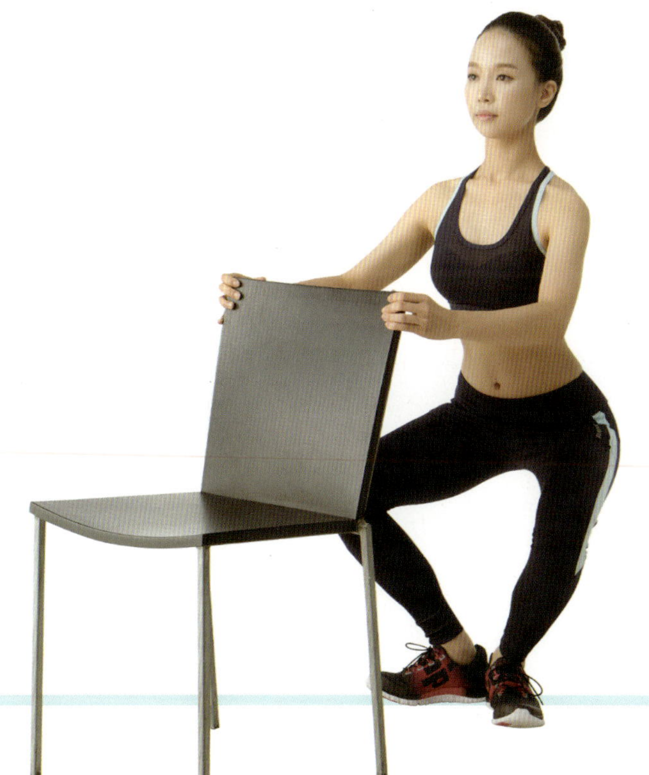

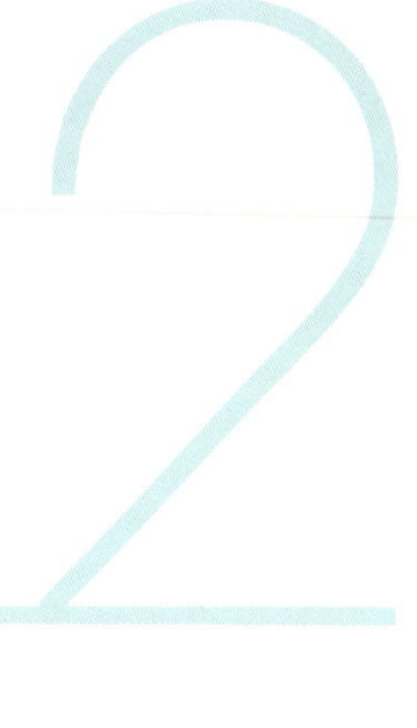

허리를 최대한 곧게 세운 채 등받이를 잡고 무릎을 바깥 방향으로 벌리면서 앉았다 일어난다. 1초에 1회씩 50회 실시한다. 연속해서 3세트를 하거나 하루 3세트 실시한다.

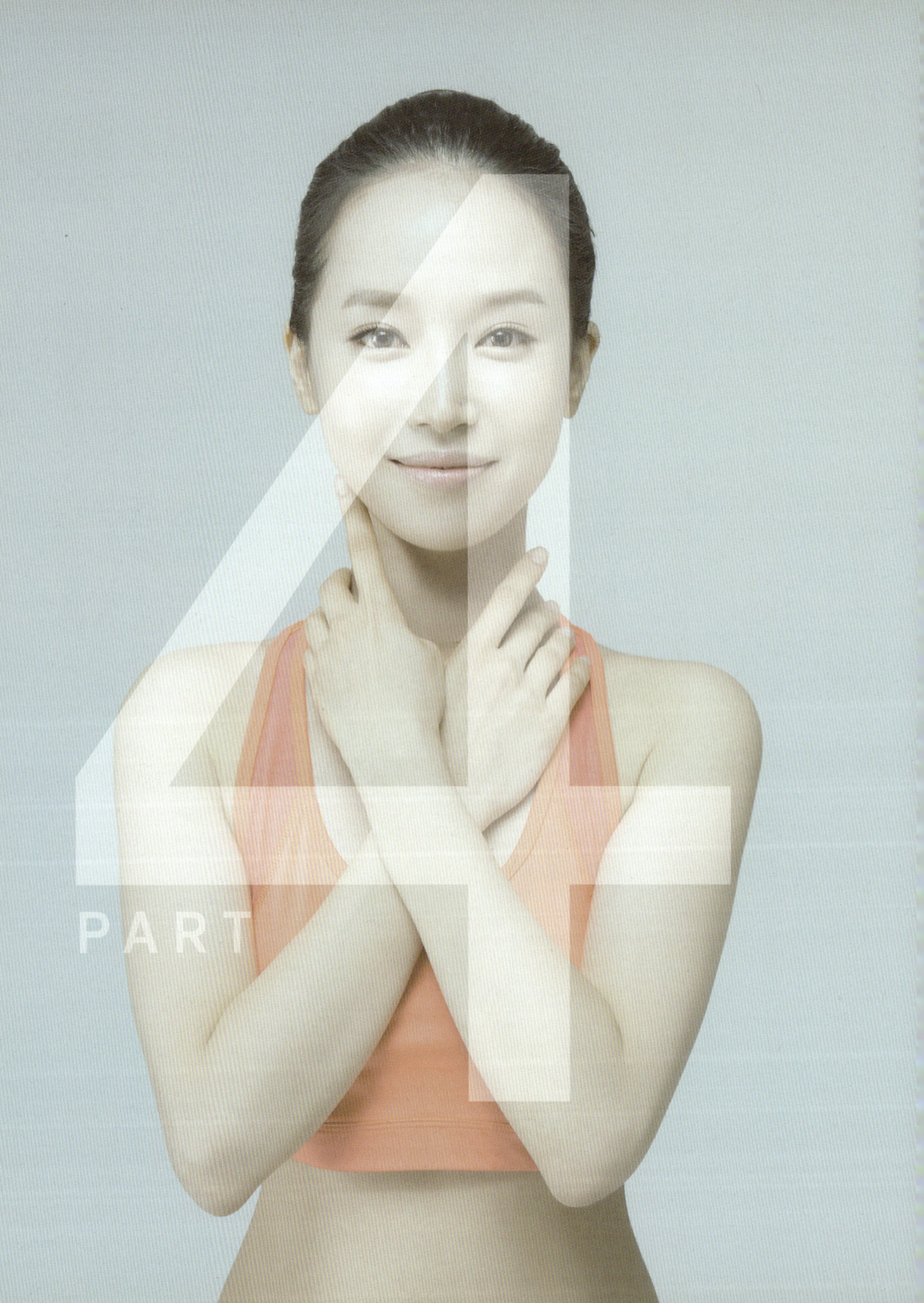
PART
4

얼굴에 전혀 손을 대지 않고 비대칭 문제를 해결하는 '얼굴 교정 체조'.
얼굴과 연결된 경추(목뼈) 근육을 집중적으로 움직여 얼굴에 나타나는
고민 부위를 반듯하고 아름답게 교정한다. 미용 시술이나 경락 마사지
와 같이 일시적인 효과를 내는 방법으로 얼굴을 가꾸는 것이 아니다.
교정을 통해 타고난 대로, 자신의 얼굴 형태에 가장 적합한 이목구비로
되돌려 얼굴 전체의 조화를 이룰 수 있게 한다.

얼굴
교정
체조

몸을 교정해서 얼굴을 바꾸는 신기한 교정법!

체형 교정으로 얼굴 문제를 해결한다

대부분의 여성들은 얼굴에 고민 부위가 생기면 수술이나 시술을 받는다. 하지만 수술이나 시술을 받아도 서서히 문제의 얼굴로 돌아간다. 얼굴의 문제는 체형에서 비롯되기 때문이다. 바꿔 말해 체형을 교정하면 본래 틀어지지 않았던 반듯한 얼굴로 돌아갈 수 있는 것이다. PART 4의 동작은 얼굴을 직접 만지지 않고 얼굴과 상응하는 몸 부위를 교정해, 얼굴과 몸이 모두 예뻐지는 결과를 얻게 한다.

목과 어깨 근육을 집중적으로 풀어준다

얼굴과 직접 연결된 부위는 경추(목뼈)와 이에 연결된 어깨 주변 근육밖에 없다. 목과 어깨에 이상이 생기면 얼굴의 각 부위가 틀어진다. 눈, 코, 입, 이마, 광대, 턱 등 모든 부위가 목과 연결되어 있기 때문이다. 따라서 목과 어깨 근육을 제자리로 돌려보내면 대칭이 맞지 않고 틀어졌던 얼굴이 균형 잡힌 '보기 좋은 얼굴'로 바뀌게 된다.

허리와 골반을 바로잡아 얼굴 윤곽을 다듬는다

허리와 골반이 틀어지면 입술의 비뚤어짐, 볼의 탄력 저하, 팔자 주름 등 얼굴의 윤곽이 두루뭉술해지는 문제가 발생한다. 그렇기 때문에 허리와 골반의 균형을 바로잡아 얼굴에 붙은 군살이나 주름을 해결해야 한다. 경직된 목과 어깨 근육을 풀어 얼굴 비대칭을 개선하고, 더불어 요추(허리뼈)와 골반뼈 및 그 주변 근육을 교정하면 세심하게 얼굴 윤곽을 다듬어 더욱 아름다운 얼굴을 만들 수 있다.

얼굴형과 이목구비가 조화롭게 어울리는 얼굴이 된다

성형 수술로 예뻐질 수는 있지만 특정 부위만 원하는 모양으로 수술을 하면 인위적인 인상이 되기 쉽다. 반면 얼굴 교정 체조는 작아진 눈은 크게, 넓적하게 퍼진 광대는 봉긋하게, 삐뚤어진 입술은 반듯하게, 턱 라인은 부드럽게 바꿔주어 균형 잡힌 얼굴을 만들어준다. 즉 자신이 가지고 태어난 본연의 아름다운 모습으로 되돌아갈 수 있는 것이다.

목과 어깨 스트레칭 동작으로 활용해도 좋다

얼굴 교정 체조는 같은 자세로 오랫동안 앉아서 일할 때, 스트레스로 목과 어깨가 굳었을 때 스트레칭으로 실시하면 좋다. 특히 목 근육이 굳으면 뇌로 혈액이 잘 공급되지 않아 자주 두통이 생기는데, 이때 실시하면 머리가 개운해진다. 스타트 체조와 피니시 체조가 목과 어깨 근육을 푸는 데 특히 효과적이므로 자주 활용해본다.

얼굴 교정 체조 실시 방법	1. 먼저 전신 준비 체조를 실시하고 이어서 얼굴 교정 체조를 한다. 2. 스타트 체조로 몸을 풀어준 뒤 교정하고 싶은 부위의 체조를 실시하고 피니시 체조로 마무리한다. 3. 특정 체조만 지나치게 시행하면 자칫 얼굴의 균형이 깨질 수 있으므로 교정하고 싶은 부위 체조뿐 아니라 대부분의 체조를 함께 시행하는 것이 좋다. 4. 동작을 바르게 따라 하되 안될 경우 가능한 선까지 실시한다. 5. 동작 중 호흡은 편하게 한다. 6. 제시된 횟수는 효과를 볼 수 있는 최소한의 횟수이므로 그 이상 실시할 여력이 있다면 하루에 몇 번씩 실시해도 좋다. 7. 평소 바른 자세를 유지하기 위해 노력한다.

경추 교정 기본 자세

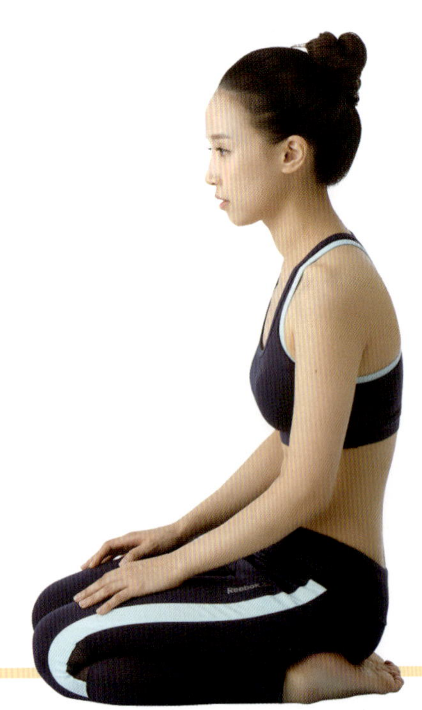

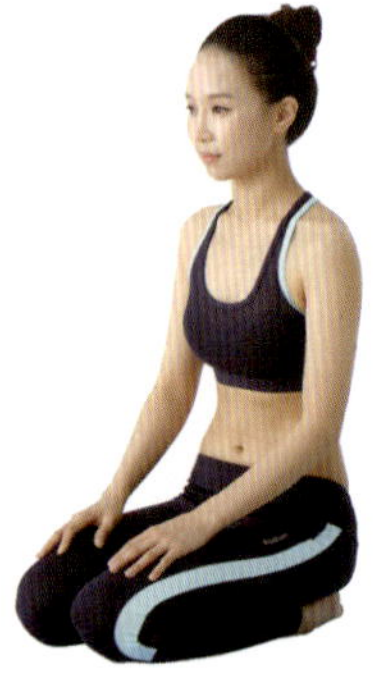

POINT

반드시 딱딱한 바닥에 앉을 것. 푹신한 소파나 침대에 앉으면 허리를 똑바로 펼 수 없다. 무릎을 꿇고 앉기 힘들면 딱딱한 의자에 앉는다.

바닥에 무릎을 꿇고 앉는다. 양손은 자연스럽게 허벅지 위에 올린다.

효과 얼굴 부위와 연결된 경추(목뼈)를 교정하는 동작이다. 제자리에서 벗어난 목을 원래 위치로 돌려놓으면 얼굴 비대칭이 개선되고, 부위별 교정 체조를 할 때 더욱 수월하게 움직일 수 있다.

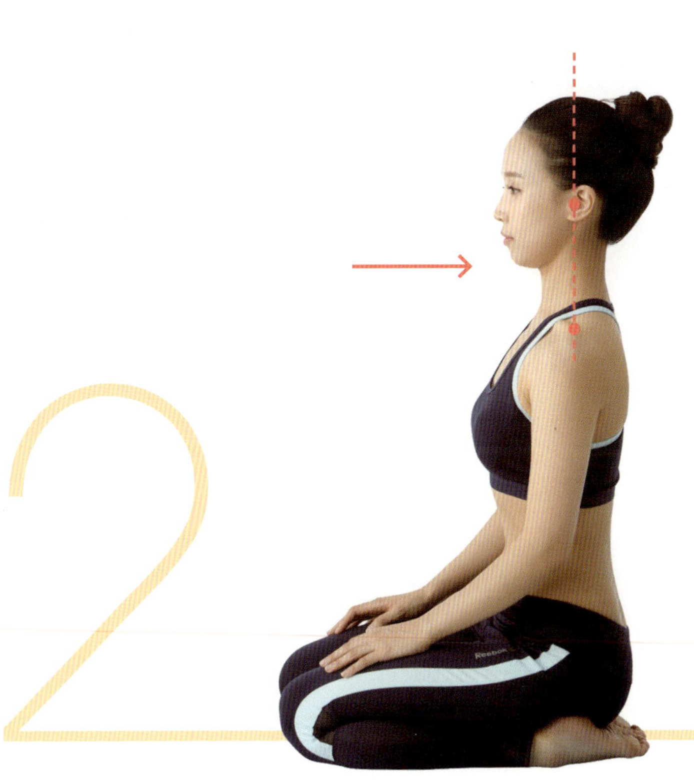

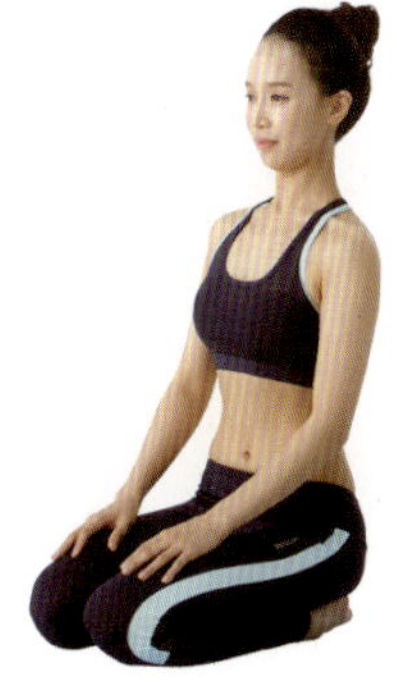

POINT

턱을 뒤로 밀면 자연스럽게 어깨는 앞으로 빠진다. 가능한 만큼 턱을 뒤로 밀며 연습한다.

허리를 곧게 펴고 옆에서 봤을 때 귓구멍과 어깨 중심이 일직선상에 오도록 최대한 턱을 뒤로 민다. 20회 실시한다.

TIP 턱을 뒤로 밀 때 손바닥으로 허벅지를 밀듯이 지탱하는 것이 좋다. 여러 번 실시해 경추 교정 기본 자세를 제대로 취할 수 있게 되면 손바닥이 천장을 향하도록 허벅지 위에 올려 목과 어깨 근육에 자극을 더한다.

01 봉긋하게 솟은 이마 만들기

30회

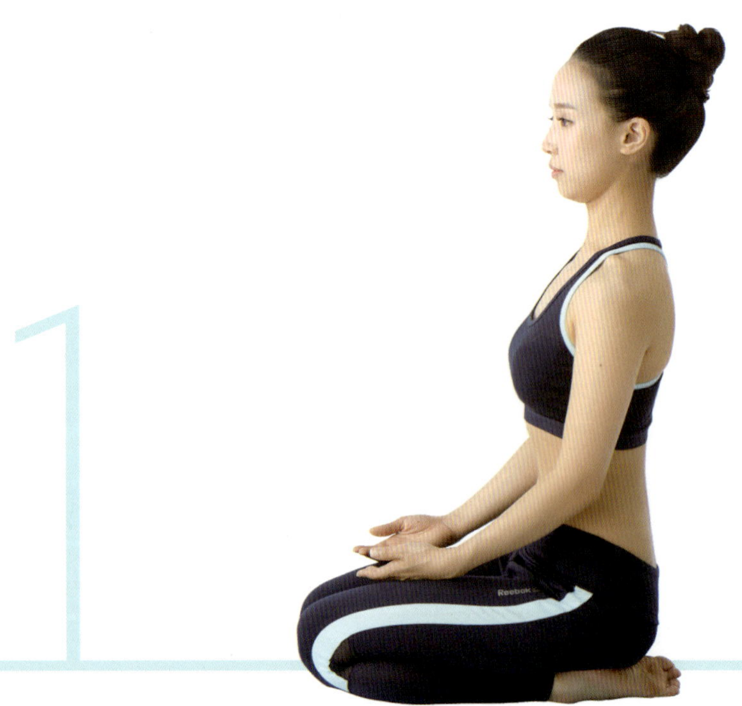

무릎을 꿇고 허리를 세워 앉는다. 귓구멍과 어깨선이 일직선상에 오도록 최대
한 턱을 뒤로 밀어서 경추 교정 기본 자세를 취한다. 이때 손바닥은 천장을 향
하도록 허벅지 위에 올린다.

 뒷목과 머리가 연결되는 헤어 라인에 위치한 근육이 틀어지고 뭉치면 이마 모
양이 울퉁불퉁하게 변형된다. 변형된 목 뒤쪽 근육을 늘리고 곧게 펴는 동작으
로, 봉긋한 동안 이마를 만든다.

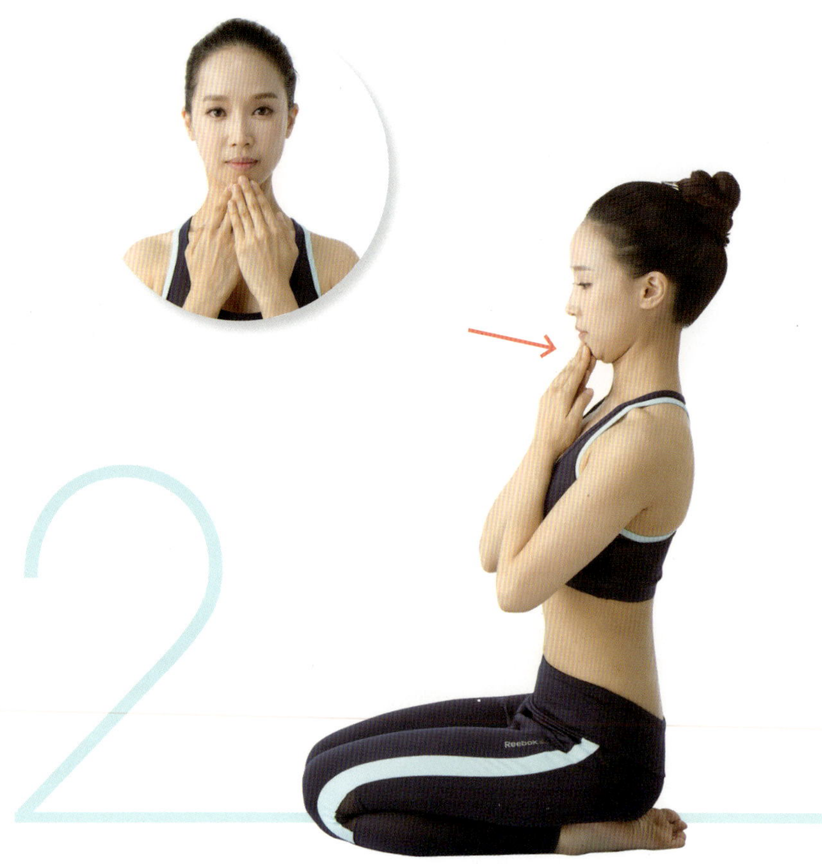

손바닥이 얼굴을 향하도록 양손을 포갠 다음 손끝을 턱에 살짝 댄다. 손끝에
힘을 주어 스위치를 누르듯 턱을 아래로 눌러 내렸다가 힘을 뺀다. 빠른 속도
로 30회 실시한다.

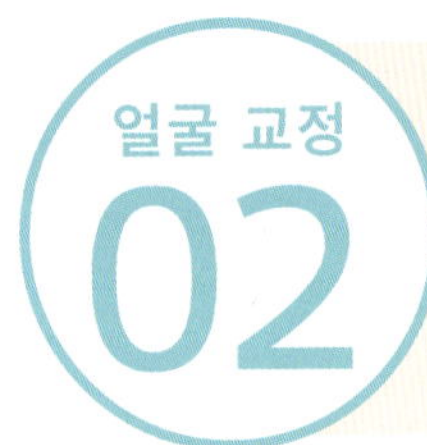

또렷한 눈매 만들기

10회

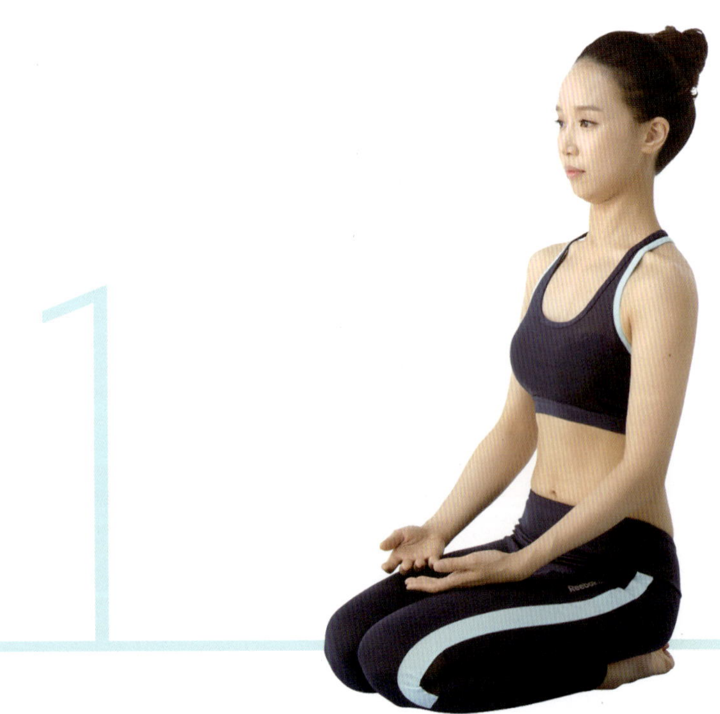

무릎을 꿇고 허리를 세워 앉는다. 귓구멍과 어깨선이 일직선상에 오도록 최대한 턱을 뒤로 밀어서 경추 교정 기본 자세를 취한다. 이때 손바닥은 천장을 향하도록 허벅지 위에 올린다.

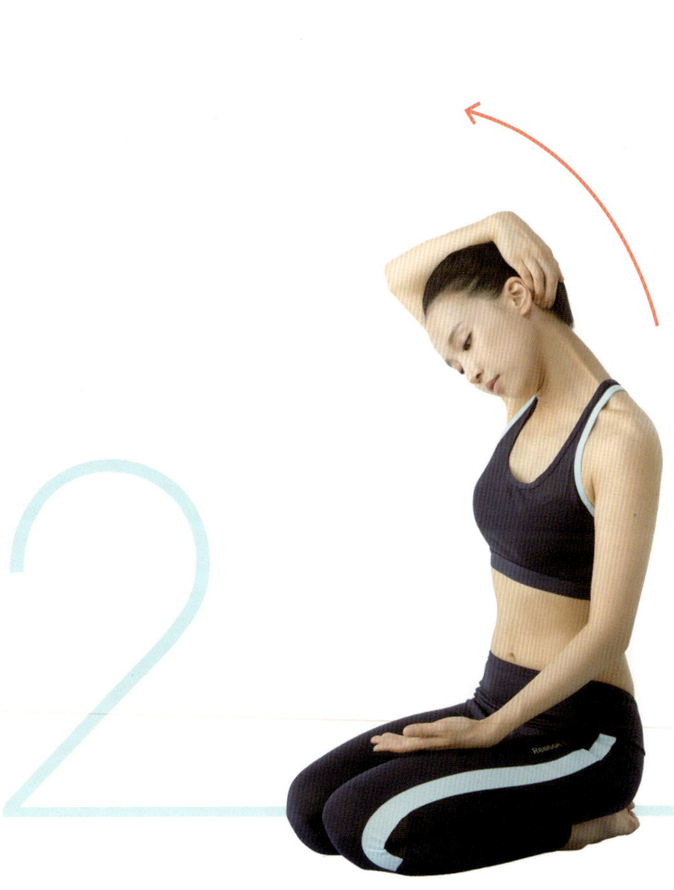

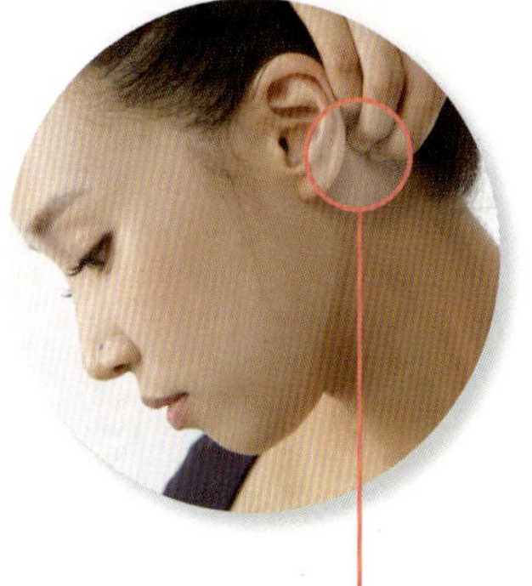

POINT

유양돌기(귀 뒤로 튀어나온 뼈)
옆에 쏙 들어간 부분을 손가락
끝으로 갈고리처럼 걸어 잡는다.
어깨와 몸통은 고정한 채 고개만
앞쪽으로 당기듯 꺾는다.

2

오른손으로 왼쪽 귀 뒤편의 유양돌기를 잡는다. 이때 손가락을 모두 붙여 동
그랗게 말아 쥐고 10초간 고개를 오른쪽으로 당긴다. 1번 자세로 돌아와 10회
반복한 후 반대쪽도 같은 방법으로 실시한다.

눈 밑 통통하게 채우기

10회

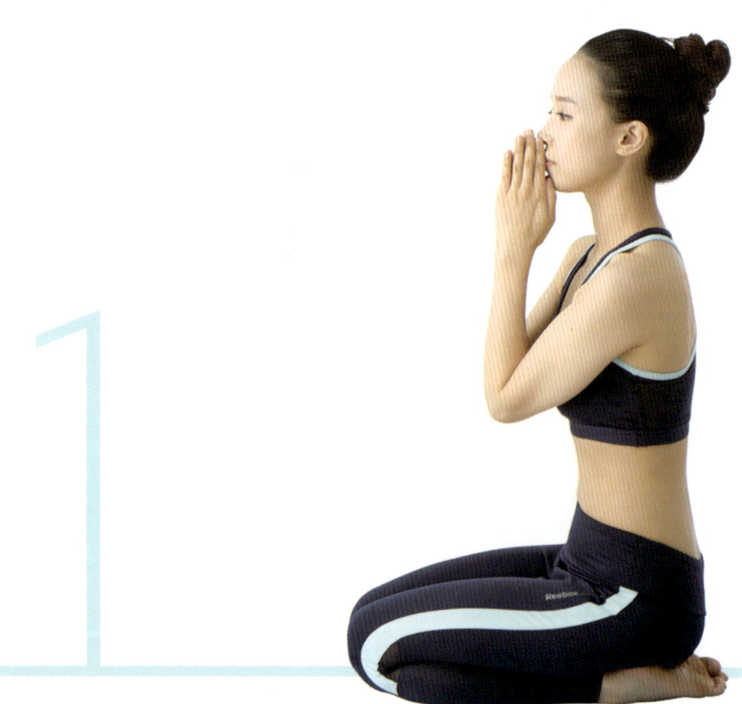

1

무릎을 꿇고 허리를 세워 앉는다. 귓구멍과 어깨선이 일직선상에 오도록 최대한 턱을 뒤로 밀어서 경추 교정 기본 자세를 취한다. 양 손바닥과 양 팔꿈치를 서로 맞닿게 붙인 다음 양쪽 엄지손가락을 턱 중간 부분에 살짝 붙인다.

효과 뒷목이 경직되면 눈 밑이 꺼지고 다크서클이 생긴다. 목 뒤쪽 근육의 탄력을 높여주면 눈 밑이 통통해져 생기 있는 얼굴이 된다. '코 양옆 도톰하게 채우기 (p.138)' 체조와 함께 실시하면 더욱 효과를 높일 수 있다.

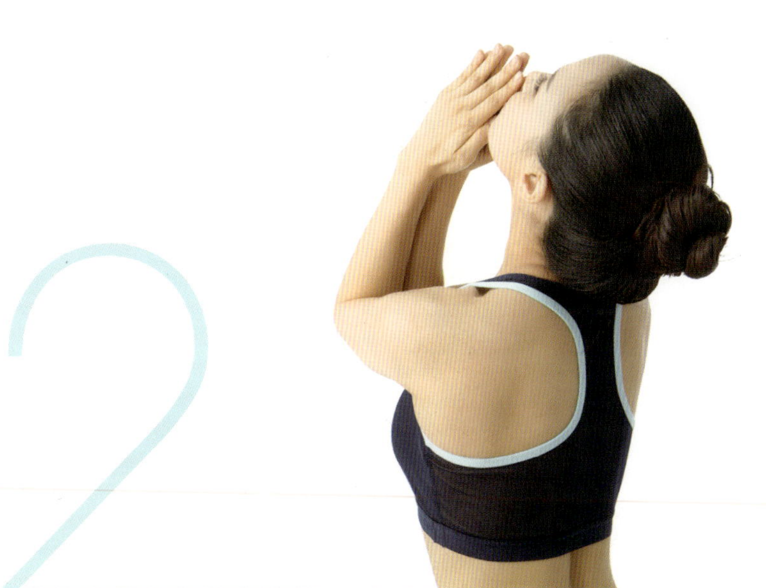

NG

팔꿈치가 벌어지면 턱을 최대한 뒤로 밀어 넣을 수 없다.

허리를 최대한 곧게 세운 채 엄지손가락으로 턱을 밀면서 고개를 뒤로 꺾는다. 1번 자세로 돌아와 10회 실시한다.

04 코 양옆 도톰하게 채우기

20회

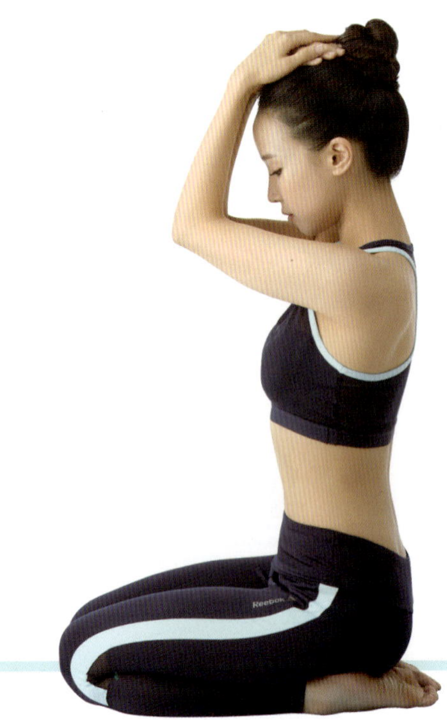

1

무릎을 꿇고 허리를 세워 앉는다. 귓구멍과 어깨선이 일직선상에 오도록 최대한 턱을 뒤로 밀어서 경추 교정 기본 자세를 취한다. 양손을 포개 손바닥을 정수리에 댄다.

 광대뼈와 콧대 사이가 움푹 내려앉으면 얼굴의 볼륨감이 사라져 노안으로 보이기 쉽다. 뒷목이 경직되어 있으면 코를 기준으로 양옆이 푹 들어가므로 목 뒤쪽 근육을 쭉 늘려서 코 옆을 도톰하게 채운다.

POINT

척추를 세운 상태에서 뒷목만 늘려준다. 등과 허리를 굽히면 목 뒤쪽 근육이 늘어나지 않는다.

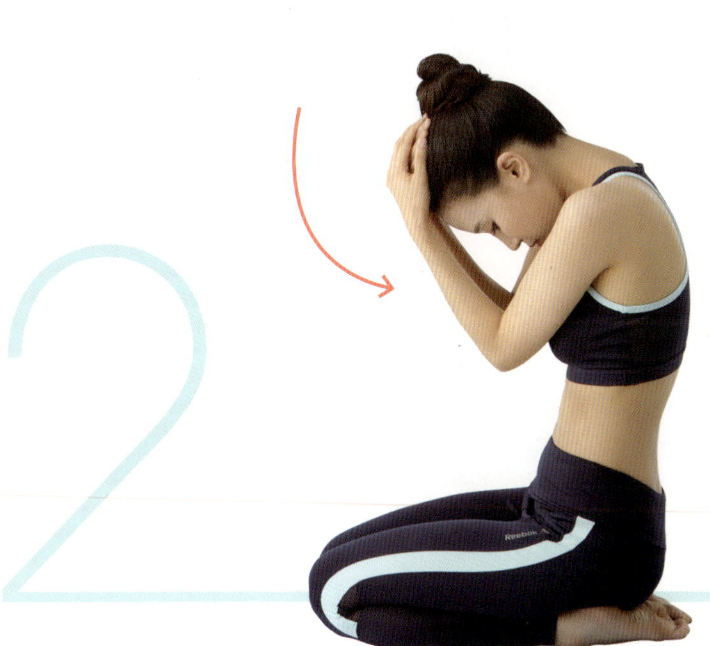

손끝에 힘을 주어 머리를 아래로 누른 다음 10초간 고개를 앞으로 숙인다. 이때 턱을 최대한 가슴 쪽으로 끌어당긴다. 천천히 고개를 들며 1번 자세로 돌아와 20회 실시한다.

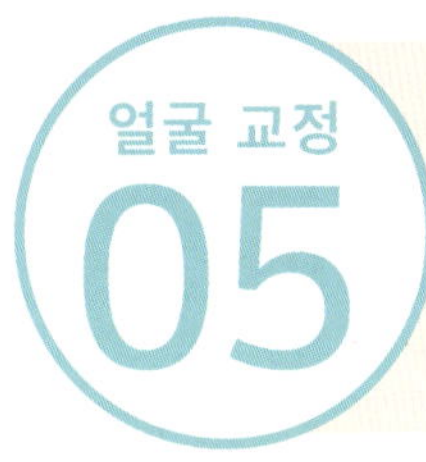

돌출된 광대뼈 축소하기

30회

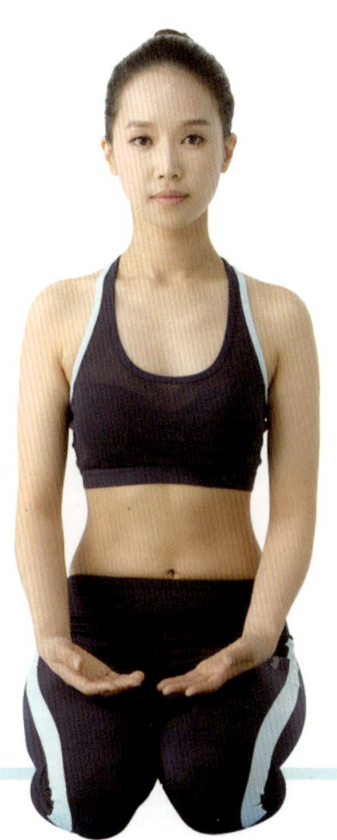

무릎을 꿇고 허리를 세워 앉는다. 귓구멍과 어깨선이 일직선상에 오도록 최대한 턱을 뒤로 밀어서 경추 교정 기본 자세를 취한다. 이때 손바닥은 천장을 향하도록 허벅지 위에 올린다.

효과   머리를 한쪽으로 기울이는 습관은 목뼈를 감싼 근육에 문제를 일으켜 광대뼈 크기를 키운다. 이 동작을 꾸준히 실시하면 목 근육을 전반적으로 풀어 돌출된 광대뼈를 축소하고 제자리로 돌려놓는다.

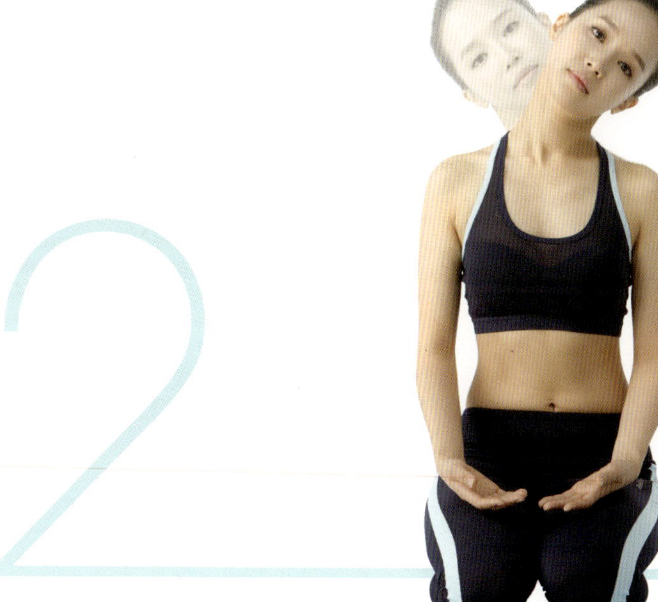

몸은 고정한 채 고개만 왼쪽으로 최대한 젖혔다가 1번 자세로 돌아온다. 다시 고개를 오른쪽으로 젖혔다가 1번 자세로 돌아온다. 30회 실시한다.

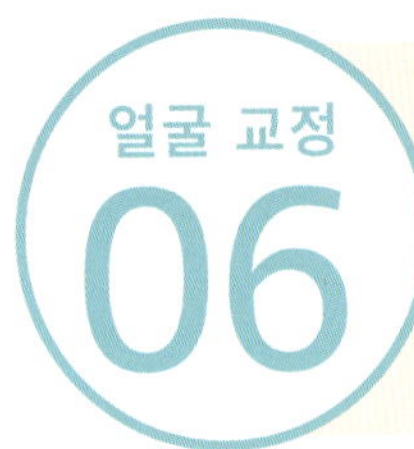

06 탱탱하게 볼살 리프팅하기

50회

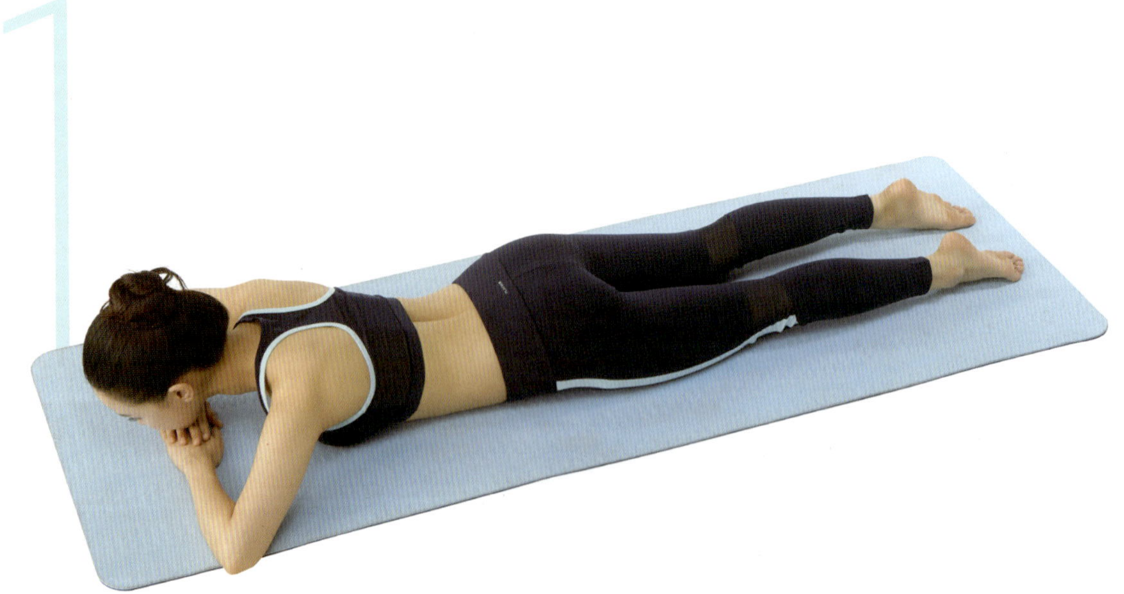

배를 대고 엎드린 후 두 손을 겹쳐 바닥에 댄다. 겹친 손 한가운데에 턱을 대고 시선은 정면을 향한다.

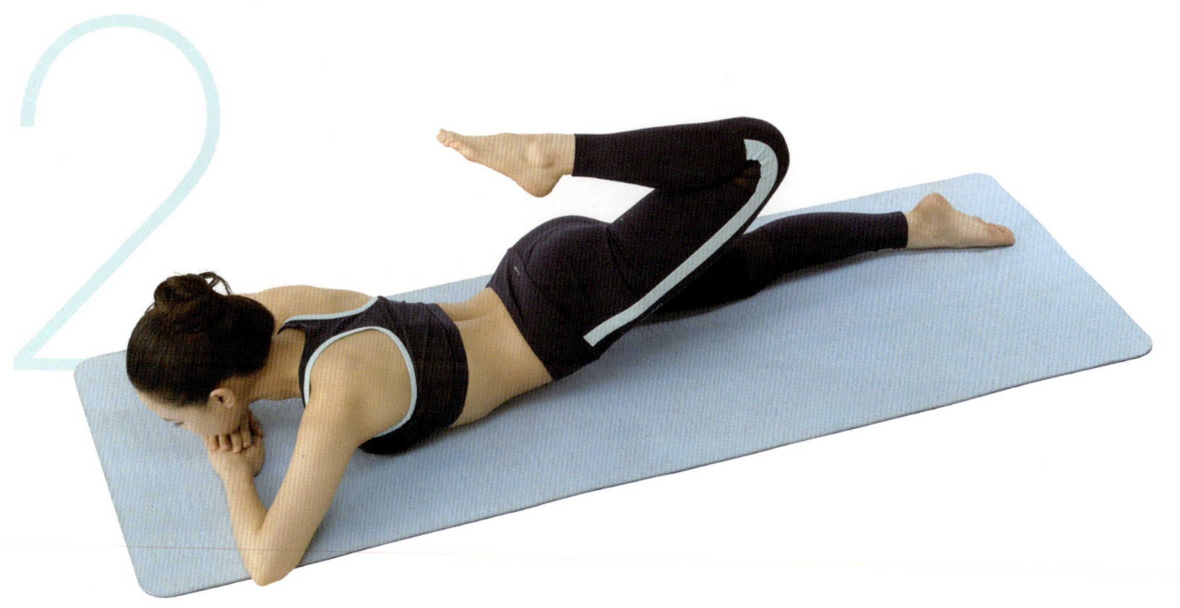

왼쪽 다리를 접어 발뒤꿈치를 엉덩이 쪽으로 최대한 당긴다. 이때 골반과 허
리가 들릴 정도로 접은 다리를 당긴다.

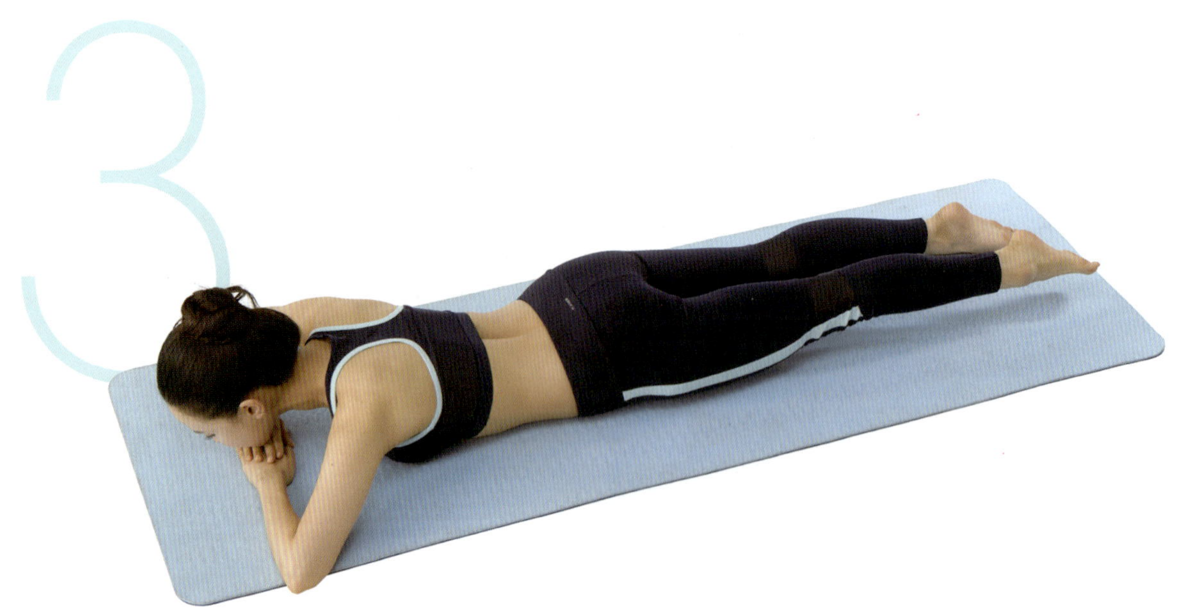

골반과 허리에 힘을 준 채 왼쪽 다리를 활처럼 팅겨 바닥으로 내리친다. 무릎
이 먼저 바닥에 닿지 않도록 주의하며 50회 반복한 후 반대쪽도 같은 방법
으로 실시한다.

TIP 거울을 보고, 유난히 처진 볼살 쪽 다리를 50회 더 실시한다.

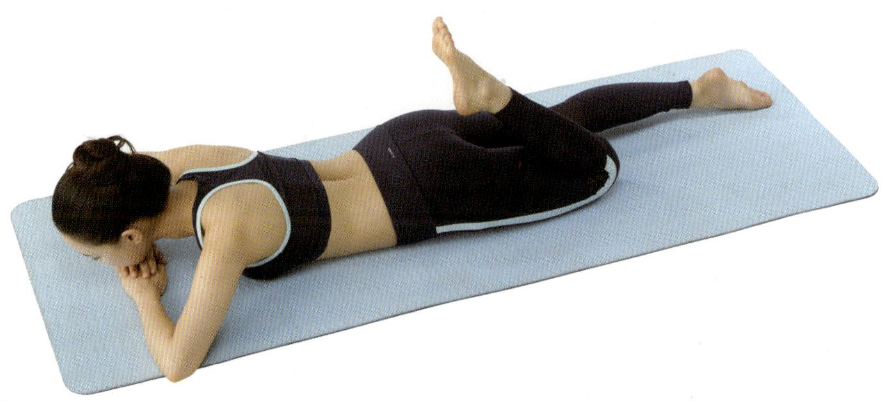

NG 다리를 접어 올릴 때 허리와 골반, 무릎이 바닥에서 뜨지 않으면 엉덩이 근육이 자극되지 않아 교정 효과가 없다.

07 반듯한 입술 만들기

50회

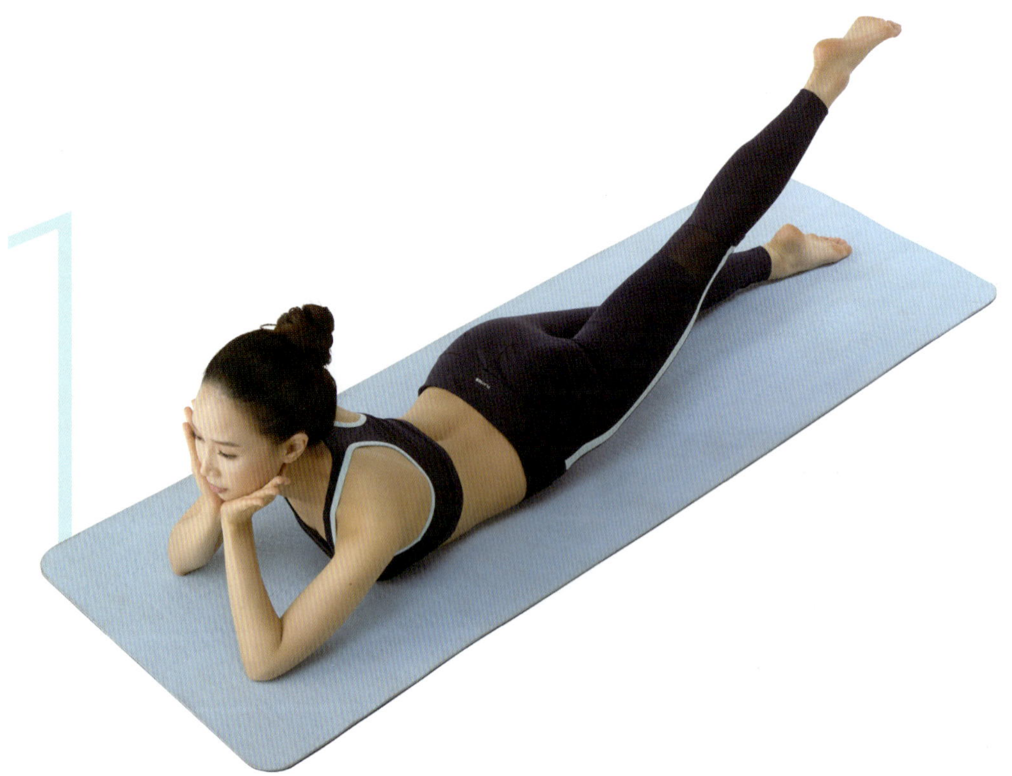

배를 대고 엎드린 후 팔꿈치를 바닥에 대고 양쪽 손목을 맞대 턱을 받친다.
골반이 들릴 정도로 왼쪽 다리를 최대한 높이 들어 올린다. 이때 무릎은 곧게
펼 것.

효과 골반 중앙 부분에 있는 손바닥만 한 크기의 역삼각형 뼈를 천골이라고 부른다. 천골이 틀어지면 양쪽 입꼬리 높이가 달라져 입술이 삐뚤어져 보인다. 골반 근육을 움직이는 동작으로 천골 위치를 바로잡아 입 모양을 반듯하게 만든다.

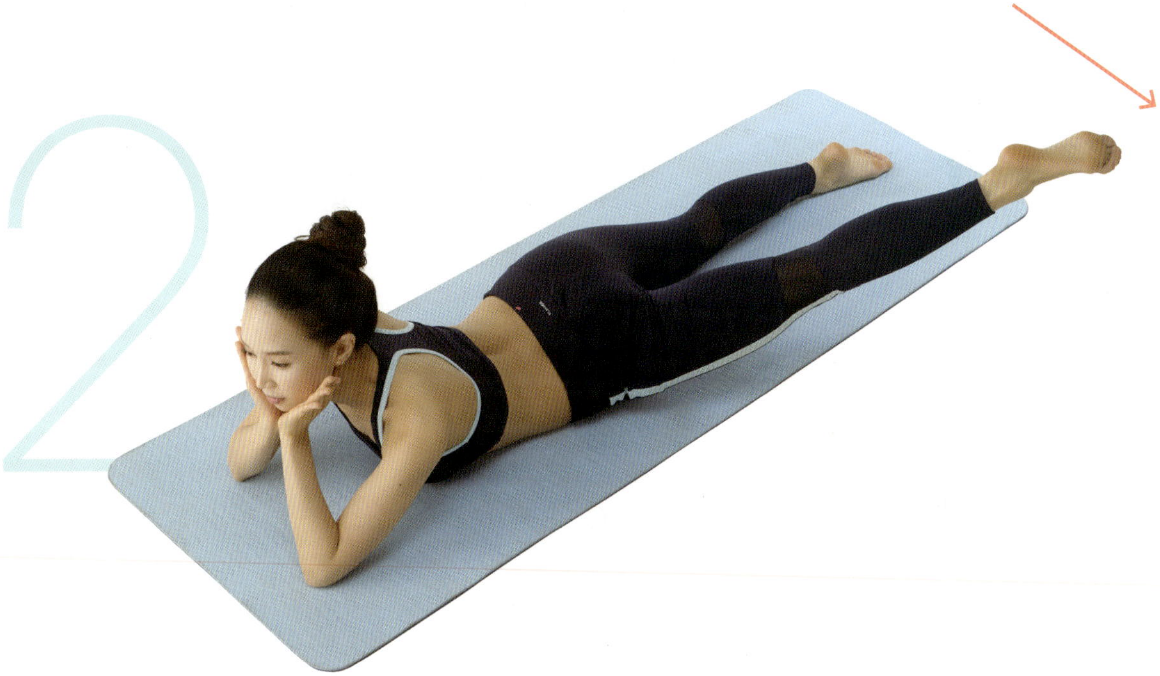

다리를 몸 바깥쪽으로 뻗었다가 1번 자세로 돌아온다. 빠른 속도로 50회 반복한 후 반대쪽도 같은 방법으로 실시한다.

TIP 거울을 보고 유난히 삐뚤어진 입꼬리 쪽 다리를 50회 더 실시한다.

팔자 주름 없애기

20회

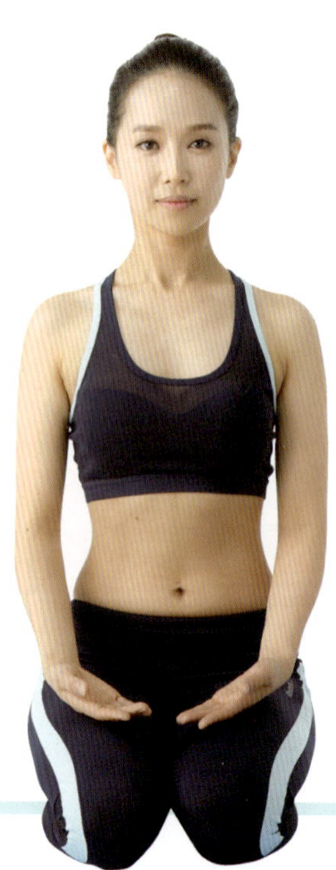

무릎을 꿇고 허리를 세워 앉는다. 귓구멍과 어깨선이 일직선상에 오도록 최대
한 턱을 뒤로 밀어서 경추 교정 기본 자세를 취한다. 이때 손바닥은 천장을 향
하도록 허벅지 위에 올린다.

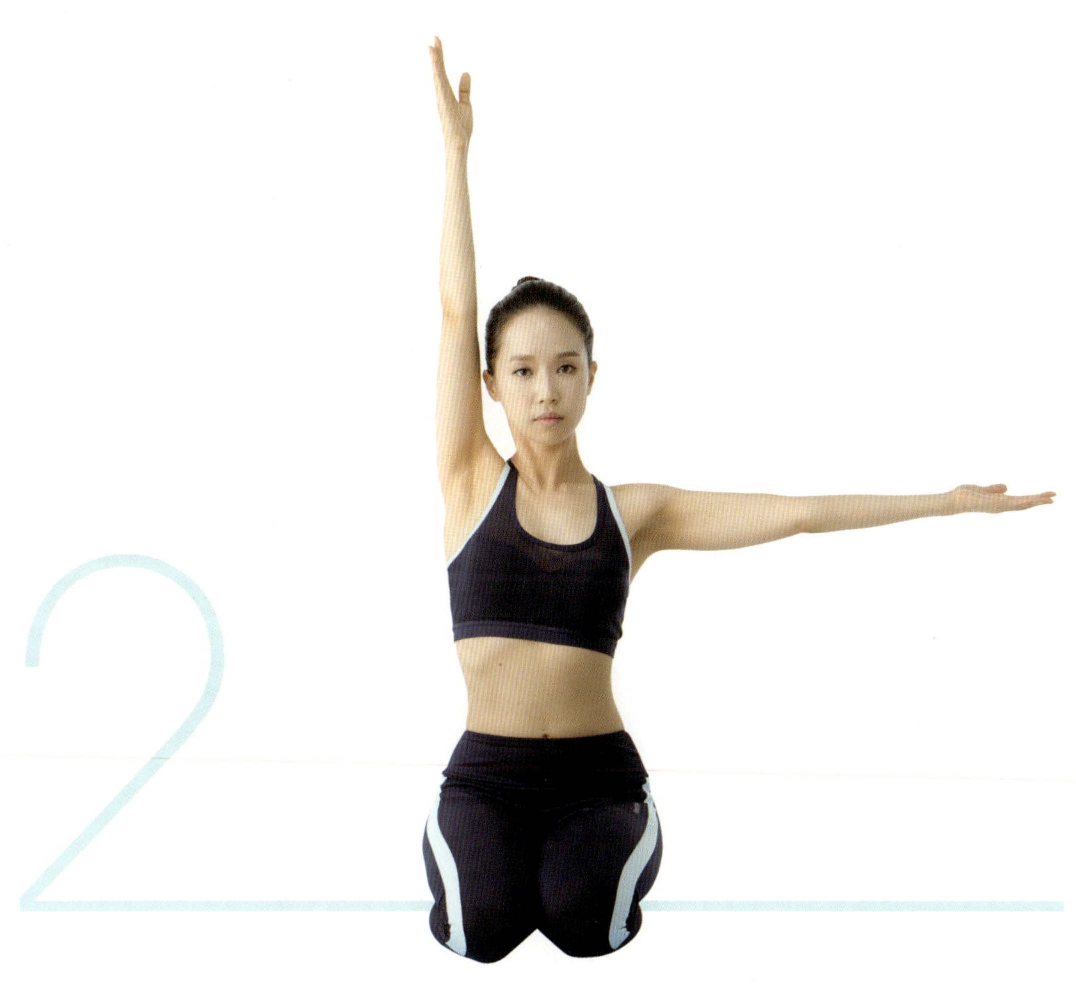

오른팔은 수직으로 뻗어 올리고 왼팔은 손바닥이 천장을 향하도록 어깨 높이
로 쭉 뻗는다.

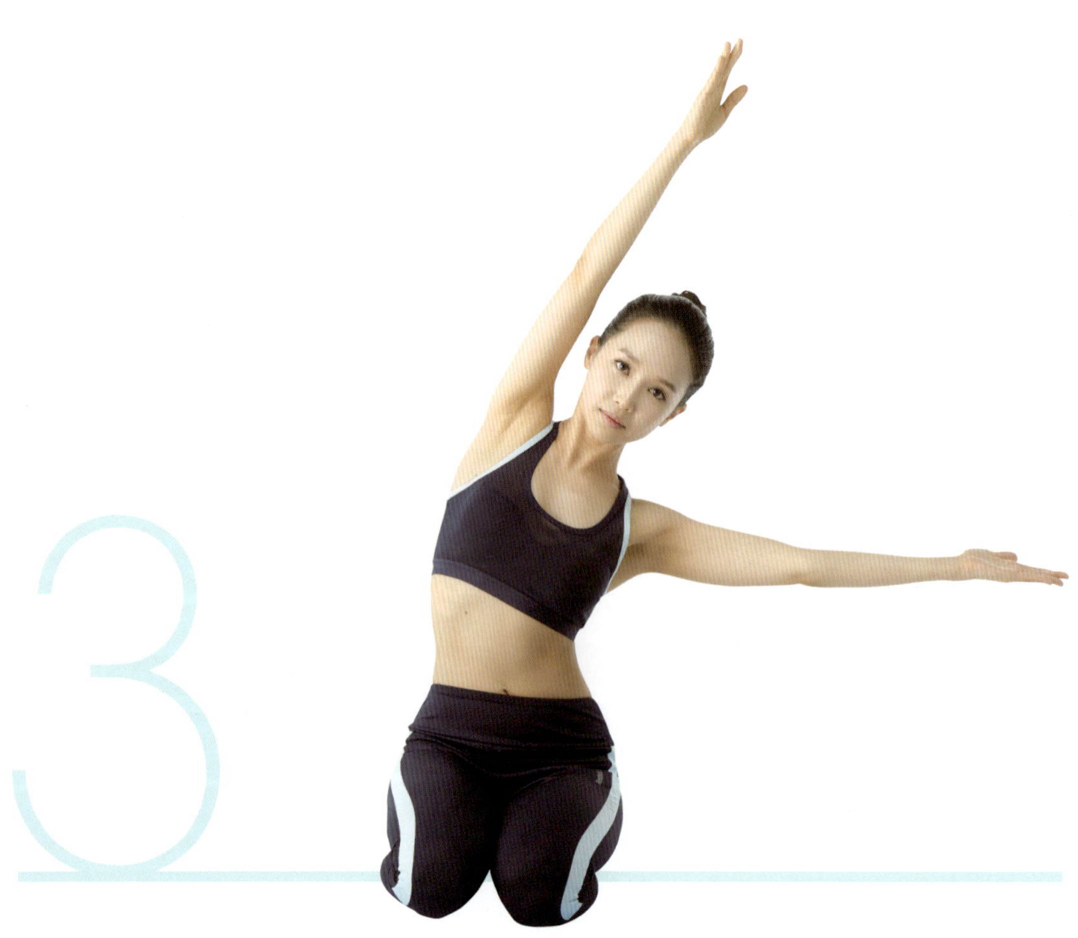

골반은 고정한 채 양팔의 각도를 90도로 유지하면서 최대한 왼쪽으로 허리를 기울인다. 10초간 자세를 유지한다. 1번 자세로 돌아와 20회 반복한 후 반대쪽도 같은 방법으로 실시한다.

NG

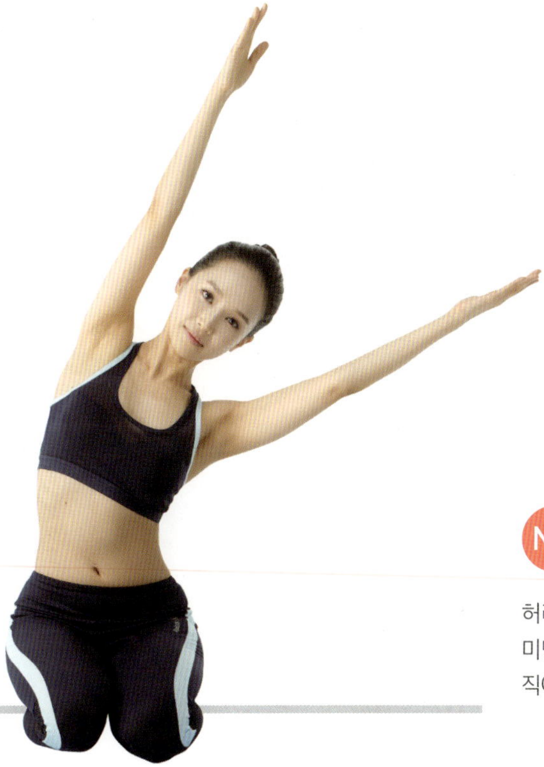

허리를 기울일 때 양팔의 각도가 90도 미만으로 줄어들면 척추가 좌우로 움직여져 교정 효과를 제대로 볼 수 없다.

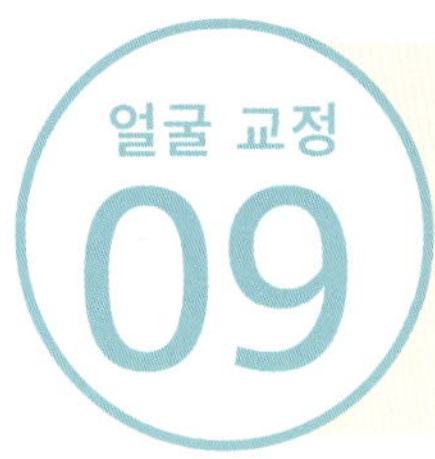 09 턱 라인 부드럽게 만들기

20회

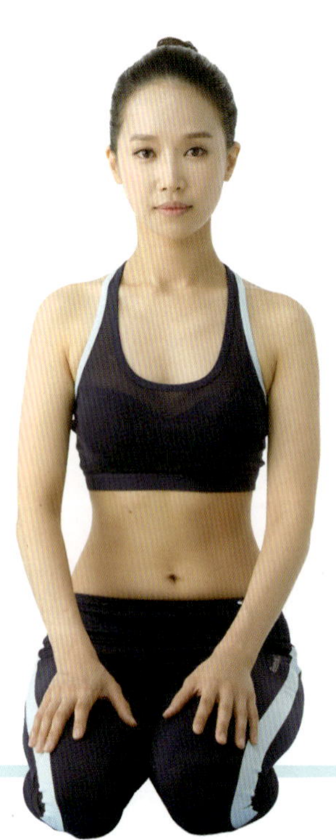

무릎을 꿇고 허리를 세워 앉는다. 귓구멍과 어깨선이 일직선상에 오도록 최대한 턱을 뒤로 밀어 경추 교정 기본 자세를 취한다. 양손은 자연스럽게 허벅지 위에 올린다.

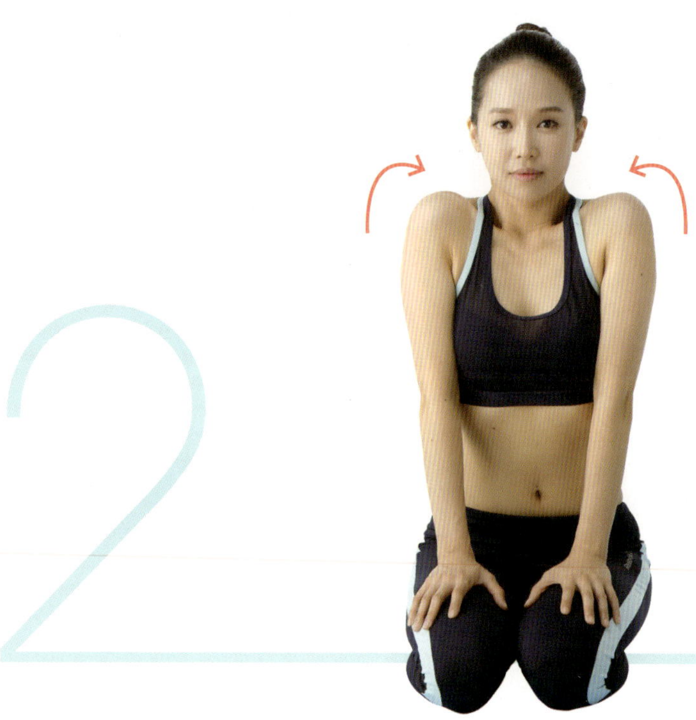

POINT
어깨를 회전시키기 어렵다면
그대로 수직으로 들어 올렸다
가 어깨를 툭 떨어뜨린다.

어깨를 앞으로 회전시키면서 위로 들어 올린다. 손바닥으로 허벅지를 밀어내
며 목과 날개뼈를 당기는 느낌으로 어깨를 높이 든다. 어깨 높이가 최고점에
오면 힘을 빼고 어깨를 아래로 툭 떨어뜨린다. 20회 실시한다.

엄지손가락으로 경추 근육 풀기

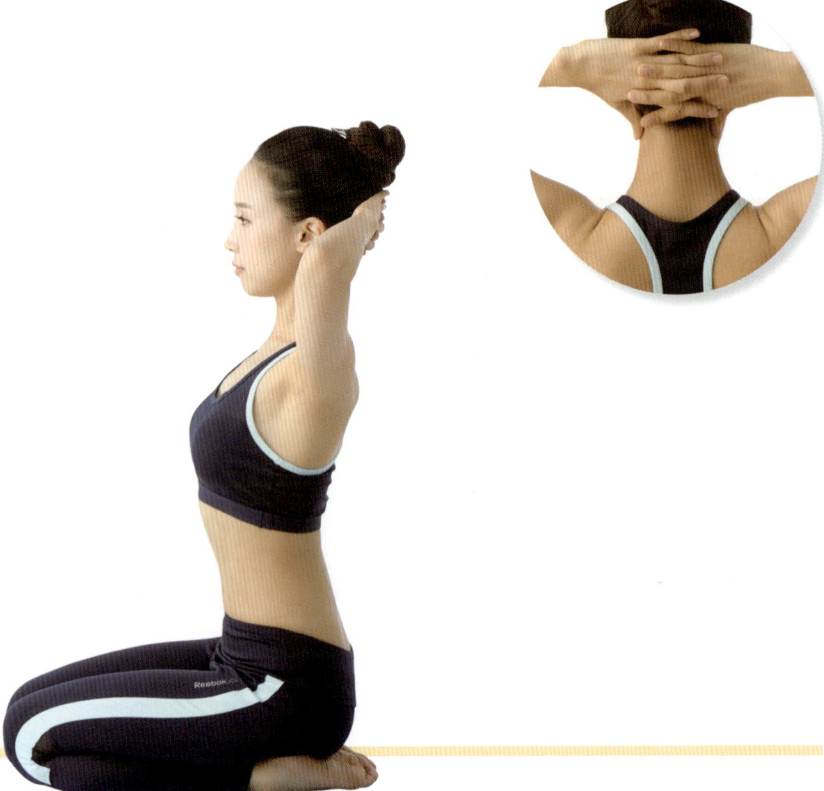

무릎을 꿇고 허리를 세워 앉은 다음 양손으로 깍지를 껴서 뒤통수를 받친다.
양쪽 엄지손가락은 아래로 펴서 경추 양옆의 움푹 들어간 부위에 댄다.

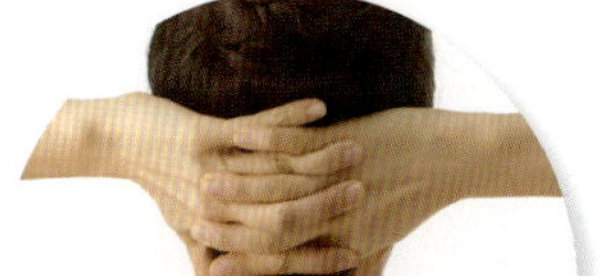

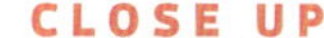

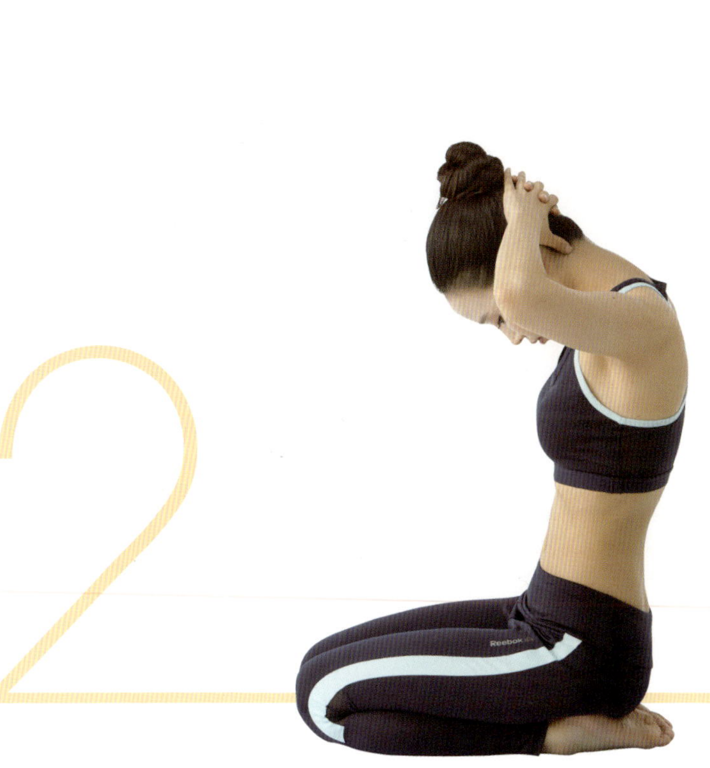

엄지손가락으로 경추 좌우를 꾹 누른 채 깍지 낀 손에 힘을 주어 고개를 앞으로 숙인다. 1번 자세로 돌아와 20회 실시한다.

> **TIP**　엄지손가락으로 경추 좌우 근육을 잡고 고개를 뒤로 젖히거나 오른쪽, 왼쪽으로 움직여 경직된 경추 주변 근육을 풀어도 좋다.

생활 속 바른 자세와 나쁜 자세

교정 체조를 열심히 해서 몸의 구조를 바로잡았다 해도, 나쁜 자세를 고치지 않으면 몸은 다시 틀어질 수밖에 없다. 방심하면 안 된다. 자세가 흐트러지면 얼굴과 몸매도 다시 무너지기 시작한다. 익숙하고 편한 자세를 취하려는 몸을 일으켜 세우자. 스스로를 변화시키지 않으면 얼굴도, 몸도 아름다워질 수 없다.

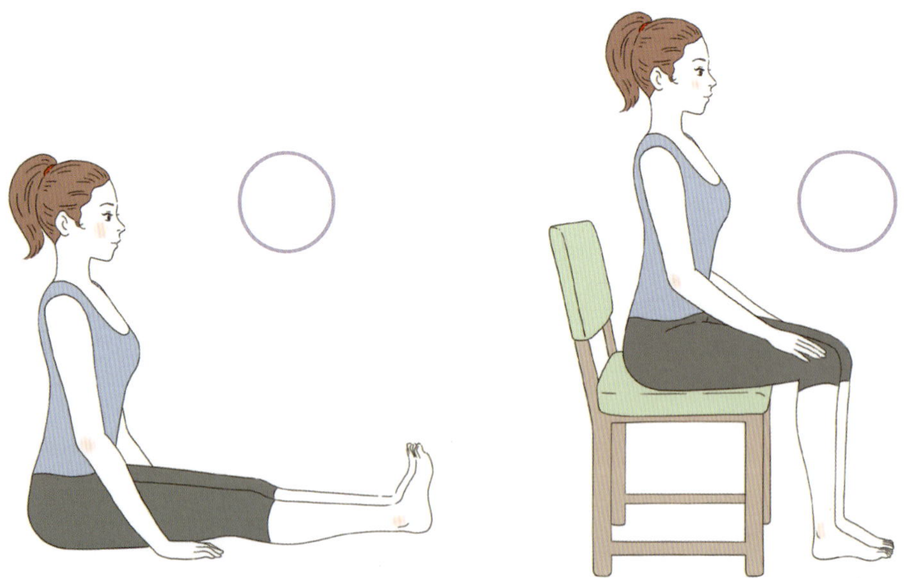

앉거나 누울 때 딱딱한 바닥에 뼈가 온전히 닿는 느낌이어야 한다

쿠션이 좋은 의자나 바닥에 앉으면 편안함을 느끼기 마련이다. 그러나 푹신한 곳에서 오래 쉬고 나면 오히려 몸이 개운하지 않다. 쉴 때는 조금 불편하더라도 푹신한 곳이 아닌 딱딱한 곳에 앉거나 누워야 한다. 그래야 척추가 틀어지는 것을 막을 수 있다. 딱딱한 바닥이 불편하다면 방석을 깔아도 상관없다. 하지만 골반이 파묻힐 정도로 푹신한 방석은 안 된다. 어느 정도 딱딱한 바닥이 느껴질 정도의 두께가 적당하다.

의자에 엉덩이를 깊이 넣기보다는 살짝 앞으로 앉아 허리에 힘을 주고 척추를 편다

우리 몸은 구조상 허리에 살짝 힘이 들어가야 척추가 반듯하게 펴진다. 의자 안쪽으로 엉덩이를 넣어 너무 깊숙이 앉으면 등받이에 등을 기대기 때문에 허리에 힘이 풀린다. 엉덩이를 살짝 앞으로 빼고 양쪽 발바닥이 바닥에 닿도록 앉으며, 허리에 힘을 주고 척추를 곧게 펴는 자세를 유지한다.

앉아 있을 때 다리를 묶어두면
척추가 구부러지지 않고 자연스럽게 펴진다

TV를 보거나 휴대폰을 볼 때, 책상 앞에 앉아서 컴
퓨터를 할 때면 고개가 앞으로 빠지면서 등이 몸 앞
쪽으로 굽는다. 이럴 때는 양쪽 허벅지를 끈이나 벨
트로 살짝 묶어두면 좋다. 다리가 벌어지지 않으면
척추가 자연스럽게 펴진다.

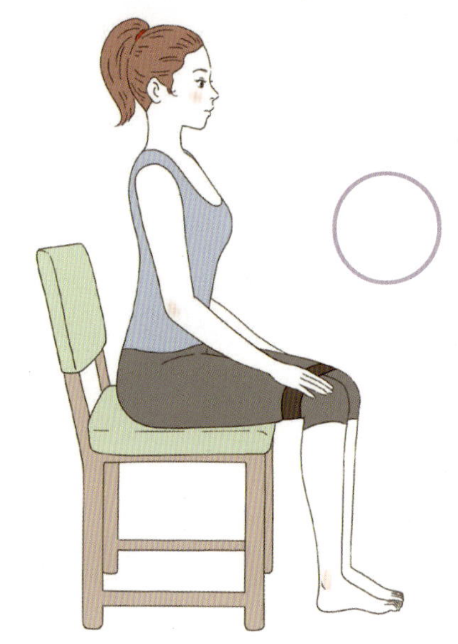

비스듬히 앉으면 한쪽 엉덩이로만 무게가 실려
몸의 구조가 틀어진다

가장 편한 자세가 가장 나쁜 자세다. 한쪽으로 비스
듬히 기대서거나 앉으면 몸은 편하게 느끼지만 사
실 척추가 제자리를 벗어나 틀어지게 된다. 또한 앉
거나 누웠을 때 한쪽 팔로 책상이나 바닥을 짚으면
몸 전체의 무게가 한쪽 엉덩이에만 실린다. 우리 몸
은 척추를 중심으로 좌우가 나뉘어져 있기 때문에
한쪽만 사용하면 어깨와 목이 어긋나고 어깨가 앞
으로 굽는다. 체형을 불균형하게 만드는 매우 위험
한 자세임을 잊지 말자.

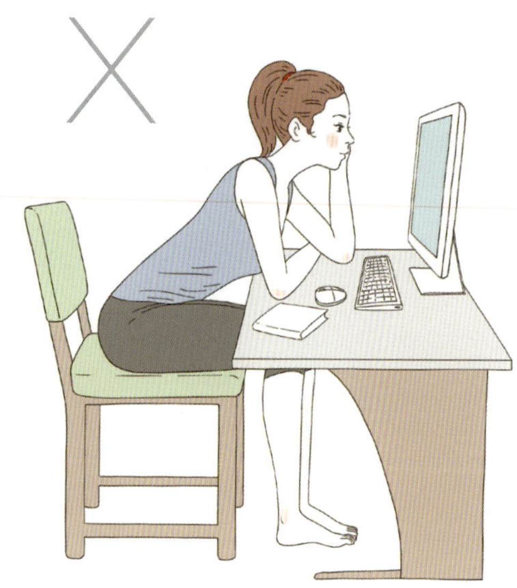

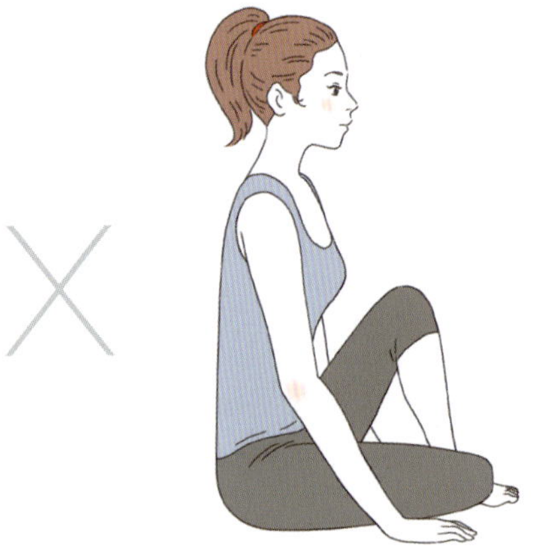

한쪽 다리를 세우고 다른 쪽 다리는
양반다리로 앉는 자세는 척추에 위험하다

바닥에 앉을 때 습관적으로 '안방마님' 자세를 취하면 골반과 척추가 틀어지게 된다. 바닥에 댄 다리의 고관절이 바깥으로 틀어지기 때문이다. 허리를 바르게 세웠다고 생각하기 쉽지만 한쪽으로 기우뚱하게 무게중심이 쏠린 상태에서 허리를 세운 자세이므로 척추가 강한 힘을 받아 한쪽으로 기울게 된다. 양쪽 다리를 접어 세우고 무릎을 끌어안는 자세 역시 목과 어깨, 등을 굽게 만들어 척추의 만곡을 무너뜨린다. 따라서 바닥에 앉을 때는 가급적 두 다리를 일자로 쭉 펴고 앉는다.

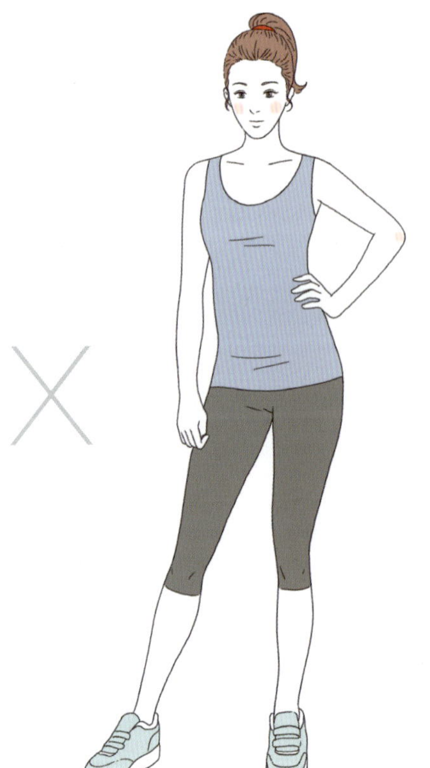

한쪽 다리에만 무게를 싣는 짝다리 자세는
척추를 틀어지게 만든다

한쪽 다리에는 힘을 주고 다른 쪽 다리에는 힘을 빼서 몸을 한쪽으로 기울이는 짝다리 자세는 척추측만증과 골반 불균형, 다리 길이 차이 등 각종 비대칭 문제의 원인이다. 한두 번 짝다리를 짚고 서는 것은 괜찮지만, 습관이 되면 아예 뼈와 근육의 좌우 대칭이 맞지 않은 형태로 몸이 굳어버린다. 서 있을 때는 최대한 양쪽 다리에 균등하게 체중을 분산해서 서야 한다. 기대고 싶다면 벽에 등을 대고 선다.

얼굴과 몸의 구조를 망가뜨리는 생활습관

- 한쪽 턱으로 음식을 씹는다.

- 턱을 괸다.

- 높은 베개를 벤다.

- 어깨와 목 사이에 전화를 끼워서 받는다.

- 누워서 스마트폰을 한다.

- 누워서 TV를 본다.

- 옆으로 누워서 잔다.

- 푹신한 침구를 사용한다.

- 하이힐을 즐겨 신는다.

- 한쪽으로 무거운 가방을 든다.

- 의자 등받이에 푹 기대앉는다.

- 컴퓨터를 2시간 이상 사용한다.

- 대부분의 시간을 책상 앞에 앉아 보낸다.

- 다리를 꼰다.

- 양반다리로 앉는다.

- 짝다리를 짚고 선다.

의상 협찬 리복 shop.reebok.co.kr
애슬리트 www.athletekorea.com | 1661-3271
엘프요가 www.elfyoga.co.kr | 1544-9417

몸신의
바른몸
교정 체조

펴낸날 초판 1쇄 2015년 12월 5일 | 초판 6쇄 2019년 7월 15일

지은이 박숙희

펴낸이 임호준
편집장 김소중
편집 2팀 김은정 현유민
디자인 김효숙 정윤경 | **마케팅** 정영주 길보민 김혜민
경영지원 나은혜 박석호 | **IT 운영팀** 표형원 이용직 김준홍 권지선

기획 김희현 | **사진** 김범경
동영상 아름드리나무 | **모델** 박수민 | **일러스트** 영수

인쇄 (주)웰컴피앤피

펴낸곳 비타북스 | **발행처** (주)헬스조선 | **출판등록** 제2-4324호 2006년 1월 12일
주소 서울특별시 중구 세종대로 21길 30 | **전화** (02) 724-7632 | **팩스** (02) 722-9339
포스트 post.naver.com/vita_books | **블로그** blog.naver.com/vita_books | **인스타그램** @vitabooks_official

ISBN 979-11-5846-039-6   13510

• 이 도서의 국립중앙도서관 출판예정도서목록(CIP)은 서지정보유통지원시스템 홈페이지(http://seoji.nl.go.kr)와
  국가자료공동목록시스템(http://www.nl.go.kr/kolisnet)에서 이용하실 수 있습니다. (CIP제어번호: CIP2015031979)

• 비타북스는 독자 여러분의 책에 대한 아이디어와 원고 투고를 기다리고 있습니다.
  책 출간을 원하시는 분은 이메일 vbook@chosun.com으로 간단한 개요와 취지, 연락처 등을 보내주세요.

  비타북스는 건강한 몸과 아름다운 삶을 생각하는 (주)헬스조선의 출판 브랜드입니다.